脳神経外科ドクターが教える脊椎脊髄疾患

頚・背中・腰の痛み

～「背骨」の病気の最新診断・治療ガイド～

はじめに

なぜ脳神経外科医が脊椎・脊髄のお話しをするのか疑問に思われる方も多いでしょう。日本では腰痛を訴える多くの患者様は整形外科を受診するほうがおおいようですし、実際脳神経外科と整形外科両方で脊椎を見ている病院の案内でも、整形外科を勧めるところが多いようですから。しかし脊椎脊髄を専門にしている医師は整形外科にも脳神経外科にもいるのが現実ですし、脊椎脊髄を専門に研究する学会も整形外科系列と脳神経外科系列とに大きく分かれます。（ごく一部整形外科医と脳神経外科医が一堂に会するものもありますが。）全国の医科大学や、医学部にも脊椎脊髄を専門にする整形外科と脳神経外科の教授がいます。しかし整形外科だからといって脊椎脊髄が専門とも限らないし、脳神経外科だからといって脊椎脊髄が専門とは限りません。整形外科にも脳神経外科にも脊椎脊髄以外のことを専門にしている大学の教授や医師がたくさんいるのです。今専門医制度というのがありますが、脊椎脊髄の専門医は整形外科系列と脳神経外科系列とに分かれそれぞれ整形外科、脳神経外科の専門医をとってから更に脊椎脊髄の専門医をとるわけです。もとは整形外科、脳神経外科の専門医しか無かったのが更に細かな専門医ができたのです。もと脳神経外科を例にとると大学を卒業して国家試験に受かり、脳神経外科の専門医訓練施設で6年以上研修して、難しい脳神経外科の専門医を受験するわけです。合格率は60％台です。やっと脳神経外科専門医になってさらに経験を積んで脊椎脊髄の専門医になるのですが、受験する条件は非常に厳しいものがあります。もちろん専門医でなくても脊椎脊髄の疾患を日常診察するわけですが、専門医は非常にハードルが高いということがお解りいただけたでしょうか。脳神経外科の教授にも脊椎・脊髄が専門で頭はほとんど診ない先生がいます。

今年からは、脊椎脊髄の専門医が一本化されます。

参考までに米国の脳神経外科の専門医は非常に難しいのですが、これをとると医師としての身分が格上になり、また収入がうんと良くなります。この米国の脳神経外科医の専門は脊椎脊髄が圧倒的に多いそうです。ちなみに米国では脳神経外科とはいいません。神経外科（neurosurgery）といいます。日本に入ってくるとき神経外科が脳神経外科になったのです。脳神経外科を略して脳外といいます。心臓血管外科を略して心外といいます。神経外科を略すと神外となり、発音は心外となりややこしくなりますね、しかし日本でも脳神経外科をやめて神経外科を標榜する大学も出てきました。世界的にみても脊椎脊髄は脳神経外科で診るところは多いようです。

日本では病院へかかる症状で最も多いのは腰痛で、整形外科と脳神経外科の両方で診てもまだまだ医師が足りない状況です。特に高齢化社会を迎え脊椎の変性が進む高齢者がますます多くなっています。一方で専門医制が進み、整形外科でも脳神経外科でも自分の専門以外は診ないといって、脊椎脊髄を診ない医師が増えてきているという状況もあります。

私たちの病院では脊椎脊髄の手術は脳神経外科で行っており、整形外科からも手術適応の患者様が紹介されてきます。私は整形外科でも脳神経外科でも専門の先生が診ればどちらでもよいと考えています。しかし私も40年前に頸椎の手術を受けており、昨年は腰椎の手術を受けておりますが、頸椎の時はまだ自分の病院はなかったので（30年前に病院を作りました）大学の脳神経外科で、腰椎の時は自分の病院の脳神経外科で手術を受けました。整形外科の先生なら自分が手術を受けるときは整形外科で受けると思いますが。

ところで私はいま70歳ですが現役で手術を行っておりますし、私たちの病院の愛知医科大学　中川名誉教授（米国の脳神経外科の専門医を有する殆どいない日本人の一人、脊椎脊髄の専門医で脳の手術はほとんどしない）は70歳を越えていますが、テニス、スキーを楽しみ今でも現役で手術を行い全国を走り回っています。脳神経外科は手術用顕微鏡に対する熟練度が非常に高く、手術用顕微鏡なしの手術は考えられません。この手術用顕微鏡が脳神経外科医の寿命を延ばしているのです。ヒトの脳は非常に優れており、目で見た情報を確実に手に反映することができます。私たちは直径1㎜の血管を手術用顕微鏡下に8針ほどで縫い継ぐことが可能です。しかし裸眼ではできません。手術用顕微鏡も日々進歩していますが、これを利用し見ることができるということが非常に大きいのです。若いころ整形外科の頸椎の手術を何度か見せてもらったことがありますが、肉眼で見るので手術用顕微鏡で見るよりはよく見えませんでした。私たちの年になると、老眼が進みよく見えなくなりますが（私は裸眼で文庫本が読めますが、調節力は弱くなっております）、手術用顕微鏡は明るく、拡大もズームで自由にでき、調節も左右個々に自分の目に合わせることができます。このため目の老化が全く影響せずに手術を行うことができるのです。経験豊富な元気な年寄りは、手術用顕微鏡下でまだまだ利用価値があるのです。

私は脳血管障害が専門で脳神経外科をずっとやってきましたが、片手間に脊椎脊髄も診てきました。しかしここ十数年脊椎脊髄の専門医として、脊椎脊髄の手術を専門に行うようになっております。私たちの病院に脳神経外科の専門医が９人、定期非常勤医師が１人と10人の医師、また関連病院に専門医が６人います。このため昼夜を問わず救急患者の多い脳血管障害は優秀な他の先生に任せ、私は定期的手術が大部分を占める脊椎脊髄に専任できるのです。

こんなわけで脳神経外科医の私は腰痛など脊椎脊髄疾患の市民講座なども定期的に行いながら、広い北海道の釧路根室地域で、地域医療の一翼を担わせていただいているのです。

そんなわけでこの本を書くことになりました。この本を読むことで脊椎脊髄疾患で悩まれる皆様の多少でもお役にたてればと願っております。

【目次】

第2章　脊椎脊髄疾患の診断とその進歩

第3章　脊髄脊椎疾患の治療とその進歩

序　章

背骨の構造を知る

1 背骨の仕組みとその働き

背骨の病気を知るためには、背骨がどのような構造になっていて、どのような働きをしているかを知っておくことが大切です。どこでどんな異常が起きているかが分かれば、痛みやしびれといった不調の原因が分かり、治療の目的も見えてきます。

自然な状態の背骨は、正面から見ると真っ直ぐで、真横から見ると緩やかなＳ字状カーブを描いています。これを生理的湾曲といいます。生理的湾曲は、脊椎の負担をうまく分散するのに合理的なデザインであり、全体としてバネのような弾力性をもっています。真上から何か物が落下して頭頂部に当たったとき、もし背骨が真っ直ぐの棒状だったら少しの衝撃でも簡単にポキンと折れてしまうでしょう。しかし、この生理的湾曲があるおかげで、理論上では衝撃が1／10に軽減されるといわれています。それゆえに、私たち人間は重い頭部を支えて直立し、運動することができるのです。

逆にＳ字状でなくなるような姿勢をしているときは、常に背骨に負担がかかっていることになります。たとえば、前かがみの姿勢が続くと腰が痛くなったり、高さの合わない枕で寝て朝起きたら頸を寝違えていたりするのは、この生理的湾曲が崩れた状態で長時間過ごしたことが原因です。酷使された筋肉に乳酸などの老廃物が溜まり、疲労性の疼痛や筋肉の硬化をもたらします。

さて、背骨の役割には、主に三つあります。

一つは、上体を支える支柱としての働きです。頸の骨（頸椎）は頭を支え、腰の骨（腰椎）は上半身の体重を支えています。もし背骨がなかったら、身体はグニャグニャして真っ直ぐに立つことができません。背骨はまさに身体を支える大黒柱なのです。

もう一つは、身体を曲げたり伸ばしたりひねったりといった可動性です。もし背骨が一本の骨でできていたら、曲げたりひねったりすることができません。しなやかに動くのは、

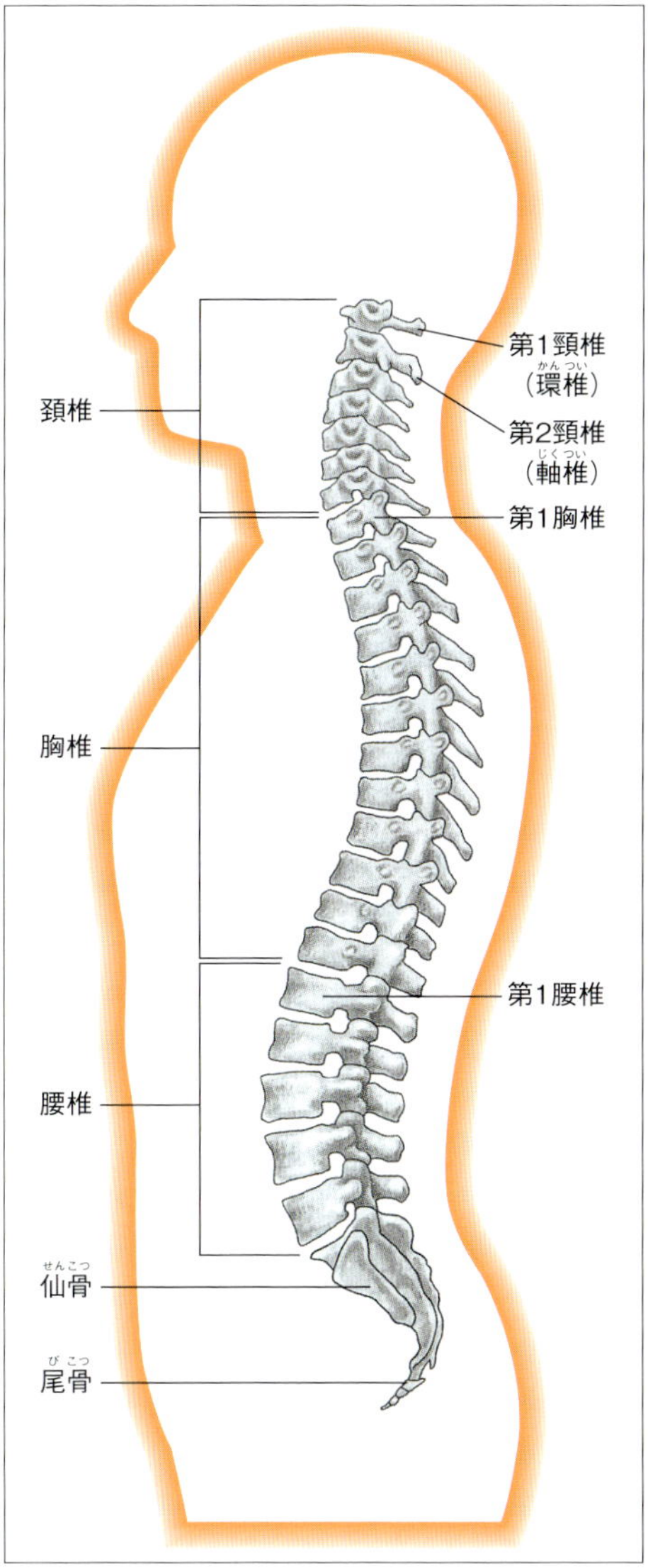

図1　横から見た背骨（脊柱）

たくさんの背骨の共同作業によってです。

特に頸椎は頭を上下左右に傾けたり、左右に頸を回したりできるように可動性が高くなっています。胸の骨（胸椎）には肋骨がつながっていて、あまり大きく動きません。心臓や肺といった重要な臓器を守るためにも、胸椎はあまり曲がっては困るからです。腰椎は可動性も高く支柱としての役割も大きい部分です。

最後の一つは、神経を保護するための容器としての役割です。背骨の中は脊髄や神経の通る穴になっています。脊髄は、脳と同様に中枢神経になりますが、重要な組織のため、外的な力で傷つかないよう、背骨がトンネルのように周りを囲んで守っているのです。

2 脊椎の解剖

背骨は、「椎骨《ついこつ》」という骨のブロックが積み重なってできています。

図1で示したように、第1頸椎（環椎《かんつい》）から第7頸椎までの7個の椎骨を「頸椎」といいます。第1胸椎から第12胸椎までの12個を「胸椎」、第1腰椎から第5腰椎までの5個を「腰椎」といいます。さらにその下に5個の仙椎がくっついてできている「仙骨」と、動物の尾にあたる「尾骨」が付いています。

これらの背骨（椎骨）が縦につながって脊柱を作っています。「脊椎」は、脊柱と同じく背骨全体のことを指すこともあれば、一つ一つの椎骨の意味で使われることもあります。

一つ一つの椎骨は、図2・図3にあるような形をしています。前方（胸・腹側）の円柱形をした部分を「椎体《ついたい》」といいます。後方（背側）の複雑な形をした部分を「椎弓《ついきゅう》」といい、横突起、棘突起と呼ばれる骨のでっぱりがあります。

椎体は「椎間板《ついかんばん》」というクッションの働きをする軟骨組織を挟んで積み重なっています。椎弓は左右の2ヶ所で上下の椎弓と組み合わさり、「椎間関節《ついかんかんせつ》」という関節を構成しています。椎間板は脊柱の前方の大きな関節、椎間関節は後方の左右の関節で、椎体はこの三つの関節でつながっています。さらに、椎体前面を上下に縦走する「前縦靭帯《ぜんじゅうじんたい》」、後面を

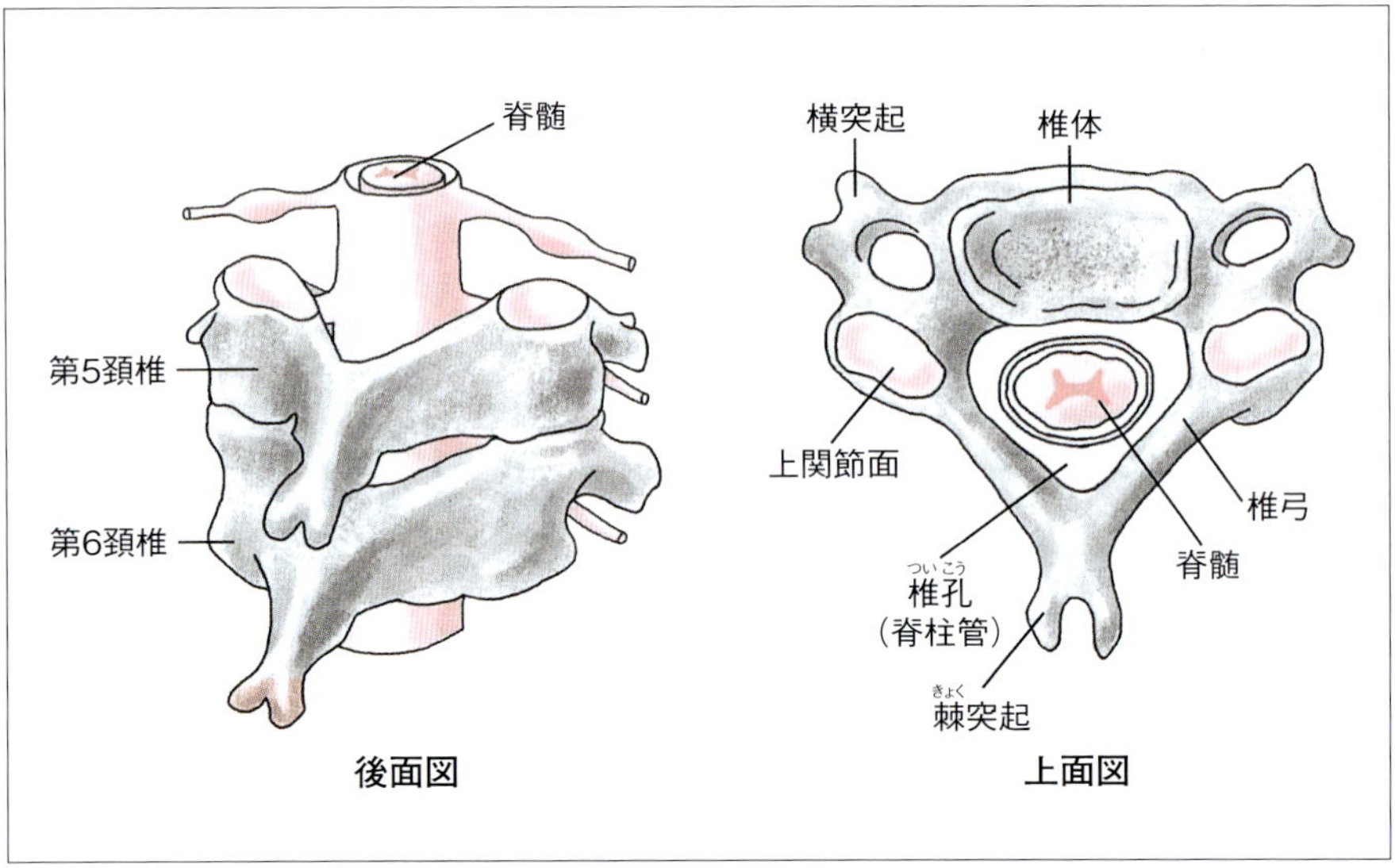

図２　腰椎の椎骨（真横から見た図）（真上から見た図）

縦走する「後縦靭帯《こうじゅうじんたい》」、脊柱管の後方にあって椎弓同士をつなぐ「黄色靭帯《おうしょくじんたい》」の三種類の靭帯によって上下に連結が補強されています。

椎骨を真上から見たとき、椎体と椎弓で囲まれた孔が空いていることが分かります。この孔を「椎孔《ついこう》」といい、これが連なって「脊柱管《せきちゅうかん》」を形成し、その穴の中を脊髄が通っています。マカロニの孔に糸を通していくつもつないだら、ちょうど背骨のイメージに近くなります。マカロニが椎骨で、糸が脊髄です。

脊髄から分岐した神経（脊髄神経と言って末梢神経になります。頸神経・胸神経・腰神経・仙骨神経・尾骨神経からなり、全部で31対あります。）は、左右で一対をなしています。椎骨と椎骨の間に

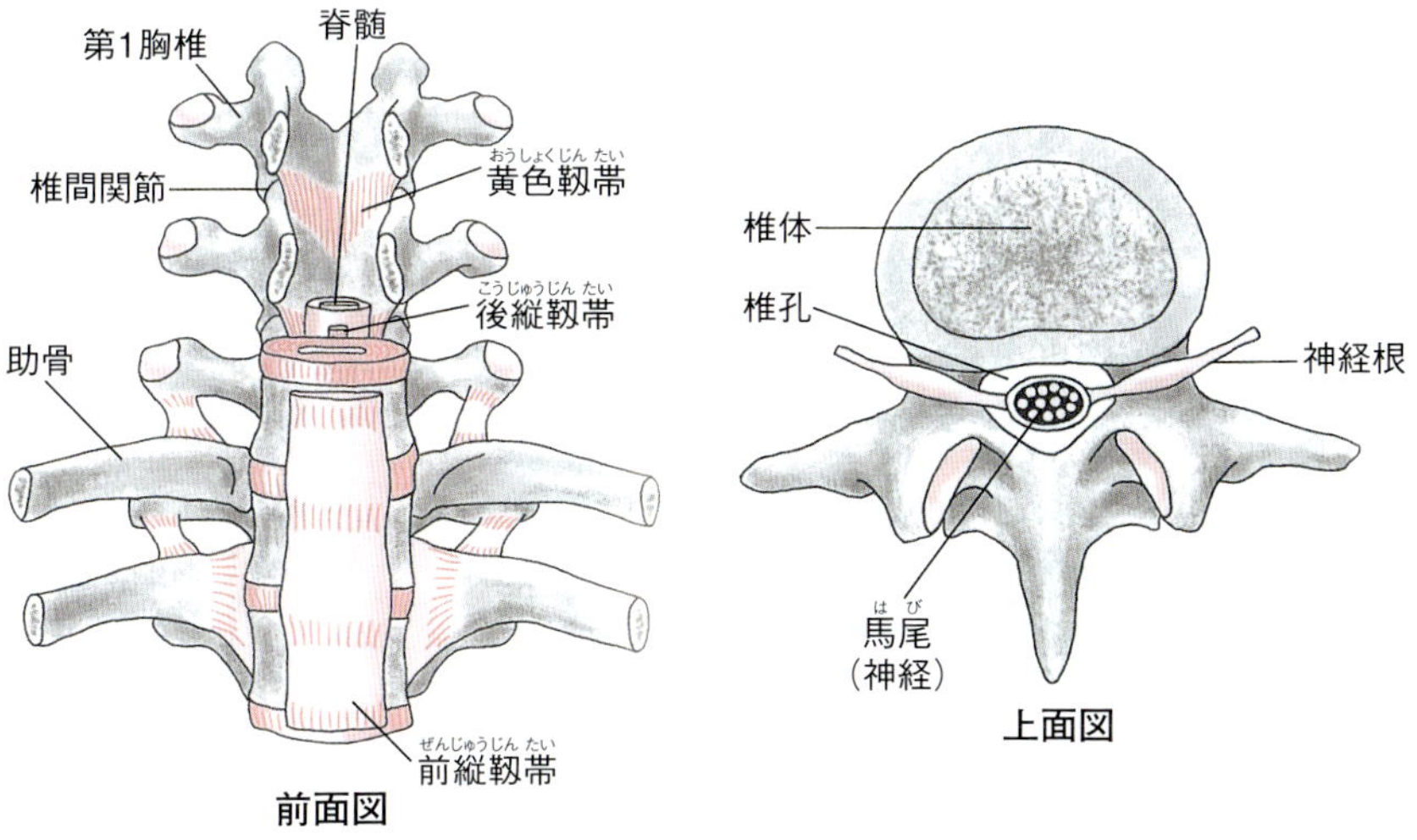

図３　脊髄（腰髄）

あいている穴（椎間孔）から左右それぞれの神経根が出て手足へと伸び、さらに細かく枝分かれしながら全身を網羅しています。

3 脊髄の圧迫から起きる全身症状

神経系のうち、脳と脊髄は中枢神経になり、似た性質を持っております。たとえば、脳は血行が途絶えると脳卒中を起こします（脳梗塞）。早く血流を再開しないと、脳細胞がダメージを受けて本来の機能を回復できなくなります。実は、頻度は非常に少ないのですが、脊髄にも卒中があります。脊髄を栄養している動脈が詰まると脊髄梗塞になり、マヒを起こしてしまうのです。梗塞とは血管が詰まる病気です。脳梗塞は脳の血管、心筋梗塞は冠動脈という心臓の血管、肺の動脈が詰まると肺梗塞になります。

脊髄は手足など全身を支配している神経の大もとですから、何らかの病気が起きて脊髄に障害が起きると、その部位だけでなく神経が支配している領域に症状が発現します。腰痛が悪化するにつれ手足の先に痛みやしびれが現れたり、歩行困難になったりするのはそのためです。

背椎の病気でもっとも多い「椎間板ヘルニア」は、椎体と椎体の間にある椎間板が本来のあるべき位置から突出してしまう病気です。ヘルニアとは小さな穴から飛び出ることをいいます。椎間板ヘルニアは椎間板が、鼠径ヘルニアは鼠径部の穴から腸が飛び出ることをいいます。飛び出た椎間板が脊髄神経を圧迫するため、痛みが出たり、手足がしびれたりします。骨や椎間板が変形したから痛いのではなく、変形のために神経が圧迫され障害されるから痛いのです。そのため、椎間板ヘルニアの手術では、突出した椎間板を摘出して神経の圧迫、障害を取り除く処置がとられます。

ちなみに、脊髄は第1腰椎の高さあたりまでで終わっており、それより下の脊柱管には「馬尾《ばび》」と呼ばれるたくさんの脊髄神経の束が通っています。ウマのしっぽの形に似ていることから、こう呼ばれます。馬尾は分類上は末梢神経に属し、たくさんの脊髄神経からなっているため、馬尾が圧迫されるとたくさんの脊髄神経が障害され、さまざまな神経症状を呈することになります。

4 加齢が背骨を変化させる

赤ちゃんは日ごとに身体が大きくなるのが分かります。また、10代の若者も1年に何十センチも身長が伸びるなど、著しい変化を見せます。これは骨が急激に成長しているからです。しかし、ある程度の年齢になると身長の伸びは止まり、骨格が完成します。

では、大人になって成長が止まったら、私たちの骨はそのままずっと変わらないのでしょうか。

そんなことはありません。骨は身体のほかの組織と同じく生きた組織です。ゆっくり新陳代謝を繰り返し、新しい細胞に生まれ変わっているのです。そうでなかったら、骨折した骨は元通りにくっつきません。

ただし、この新陳代謝は加齢とともにスピードが低下し、新しい骨細胞を生み出す力も衰えていきます。つまり、骨も老化するということです。

背骨の場合、老化が一番早く現れるのが椎間板です。衝撃を和らげるクッションとしての弾力性が低下し、組織に亀裂が生じます。椎間板は水分を多く含んだ柔らかい組織ですが、その水分が加齢と共に少しずつ失われ、厚みが薄くなっていくためです。また、椎間板には血流がないため、損傷が修復されにくい特徴があります。椎間板の変形が原因で起

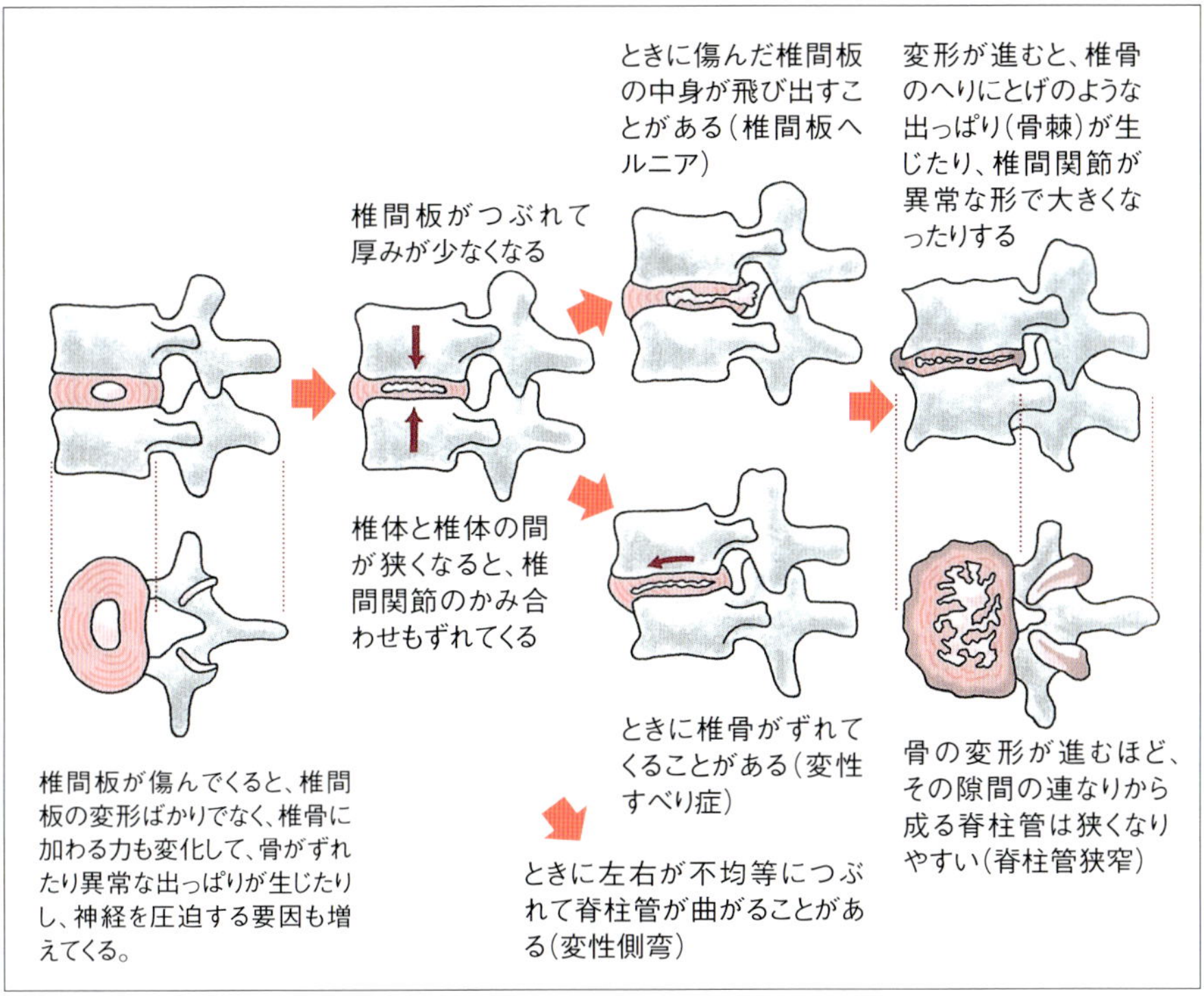

図４　背骨も歳をとる

こる椎間板ヘルニアが比較的若い世代にも珍しくないのは、こうした椎間板の老化が20代後半から始まるからです。しかし、若い世代の椎間板ヘルニアは、老化による変性よりも、過度の屈曲など椎間板に強い運動負荷がかかることによることが多いようです。

椎間板の厚みが減ると、背骨の自然なS状カーブが崩れ、重心が前に偏って前屈みの状態になります。脊髄や神経の通る穴は、前屈みになると広くなり、後ろにそると狭くなります。そのため前屈になった方が神経の圧迫による痛みが少ないのです。お年寄り特有の背を丸めた格好は、こうして起きているのです。

また、椎間板が潰れて薄くなると、椎骨同士が擦れ合って変形をもたらします。負担のかかっている部分にカルシウムが沈着し、「骨棘《こっきょく》」という棘のような出っ張りが形成されたり、椎間関節が異常に大きくなったりします。代謝の衰えた骨では骨が脆弱なため（骨粗鬆症）、圧力で骨が潰れて圧迫骨折を起こすこともあります。

コラム

日本人の背骨事情

いろいろな身体の不調がありますが、日本人にもっとも多い病気や怪我の自覚症状は何だと思いますか？

実は、男性の1位は「腰痛」で2位は「肩こり」、女性の1位は「肩こり」で2位は「腰痛」です（平成19年国民生活基礎調査の概況より）。日本人がいかに背骨に問題を抱えているかが分かります。

背骨の病気を引き起こす原因は主に、姿勢の悪さ・運動不足・ストレスの三つです。

IT技術が進歩してデスクワークが増えたことで、猫背や足を組んで座る姿勢がクセになっている人が多く見られます。これらは自然なS字状カーブを歪め、背骨に負担をかける姿勢です。

また、車社会になって、自分の足で歩く時間が減りました。街の至るところにコンビニができたりインターネットで買い物できたり便利な世の中で、遠方まで出かける必要もなくなりました。運動不足は背骨を支える筋力の低下や血流の停滞を招きます。

しかも、昔に比べて人間関係は複雑になり、社会情勢は不安定で、経済の冷え込みが長期化しています。精神的にも社会的にも経済的にもストレスが多くなっているということです。

ストレスが腰痛や肩こりと何の関係があるのかと思われるかもしれませんが、実は慢性的な腰痛の85％は原因がはっきりしません（残りの15％は椎間板ヘルニアや脊柱管狭窄症など原因が分かっています）。

そもそも私たちが痛みを感じるのは、脳の働きによってです。身体の一部に異常があると、そこから信号が発せられ、神経を伝わって脳に伝達されます。そして、脳が「痛み」として認識します。これが痛みの正体です。

ただし、このメカニズムはストレスで誤作動を起こすことが分かっています。つまり、ストレス過多になると、本来なら問題のない痛みを激痛のように認識してしまうということが起こるのです。

昔は中高年の人がなるイメージが強かった腰痛や肩こりですが、最近では小学生でも腰痛持ちだったり、しつこい肩こりに悩んでいたりするケースが増えているのだとか。姿勢の悪さ・運動不足・ストレスの三大原因が、子どもの日常生活にも蔓延しているということなのでしょう。

今は4人に1人が腰痛や肩こりをもっている計算ですが、この調子でいくと、背骨の病気は今後ますます低年齢化し、患者数も増えると考えられます。

日本人の平均寿命は年々伸び続け、男性80・98歳、女性87・14歳だそうです。長生きできるのは嬉しいことですが、それがもし腰痛や肩こりとずっと一緒の人生だとしたら……ちょっとウンザリしませんか？

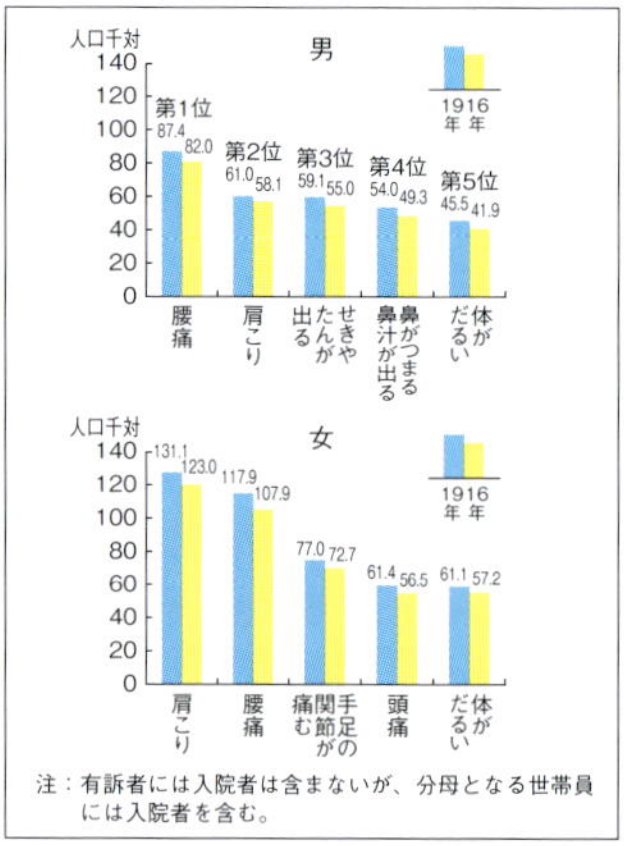

表1　「性別にみた有訴者率の上位5症状（複数回答）」

第1章

脊椎脊髄疾患のいろいろ

1 よく見られる腰椎の病気

腰椎の病気の症状でもっとも多いのが、腰痛です。「腰痛症」と一括りにして呼ばれることもありますが、腰痛が起こる病気はたくさんあり、その原因もさまざまです。泌尿器科や産婦人科などの内臓疾患が背景にある場合もありますが、ほとんどは背骨に何らかの不具合が生じて起こると考えられます。

第1腰椎～第5腰椎（13ページの図1を参照）の骨や周辺組織、神経のどこかに異常が起きると、多くの場合、自覚症状として腰痛が現れます。

若い世代では外傷やぎっくり腰による急性腰痛が多く、壮年代になると腰椎分離症（ようついぶんりしょう）や椎間板ヘルニアなどが増えてきます。中年代では腰椎すべり症、慢性腰痛などが多くなり、さらに高齢になると骨粗鬆症による腰椎骨折や脊柱管狭窄症、変形性腰椎症なども増えてきます。

また、腰痛と一口に言っても、痛みの種類も強さも、痛みの出る状況もさまざまあります。

●急性の痛みか慢性の痛みか

ぎっくり腰のように突然起こった痛みなのか（急性腰痛）、激痛ではなく、だるくて重い感じの不快な痛みなのか（慢性腰痛）で大別されます。痛くなったきっかけの有無も診断の際には重要です。

●姿勢や動作によって痛みに違いはあるか

身体を動かしたときや特定の姿勢をとったときに痛みが強くなるのか（運動時痛）、安静にしていても痛いのか（自発痛）が重要です。運動時に痛みが強まる場合は、加齢変化に伴う腰痛の可能性が高くなります。逆に、寝ていても痛いのであれば、何らかの感染症や腫瘍などを疑う必要が出てきます。

●痛む部位はどこか

腰だけが局所的に痛いのか、ある動作をすると腰から別の部位まで痛みが響くのか（放散痛）、動作に関係なく腰の痛みと連動するように腰以外の部位が痛むのか（関連痛）なども、腰痛のタイプを見分けるポイントになります。

腰痛があるのと同時に、脚の痛みやしびれを感じる場合もあります。これは異常をきたしている腰椎や仙椎が、下肢をつかさどる神経を圧迫・刺激しているからです。ですから逆に、下肢のどの部分の感覚・運動が障害されているかを見れば、腰椎の何番目で異常が起こっているかが分かります。

図5を見てください。これはどの脊髄神経がどの皮膚表面の感覚をつかさどっているかを示しています。C1～C8は頸神経、T1～T12は胸神経、L1～L5は腰神経、S1～S5は仙骨神経を意味しています。

たとえば、つま先はL5神経（第5腰神経）の支配領域です。もしつま先を触ってみて感覚が鈍ければ、L5神経に異常があると診断できます。左右どちらか一方のつま先だけ感覚が鈍ければ、鈍い方の神経根に刺激・圧迫があるということになります。

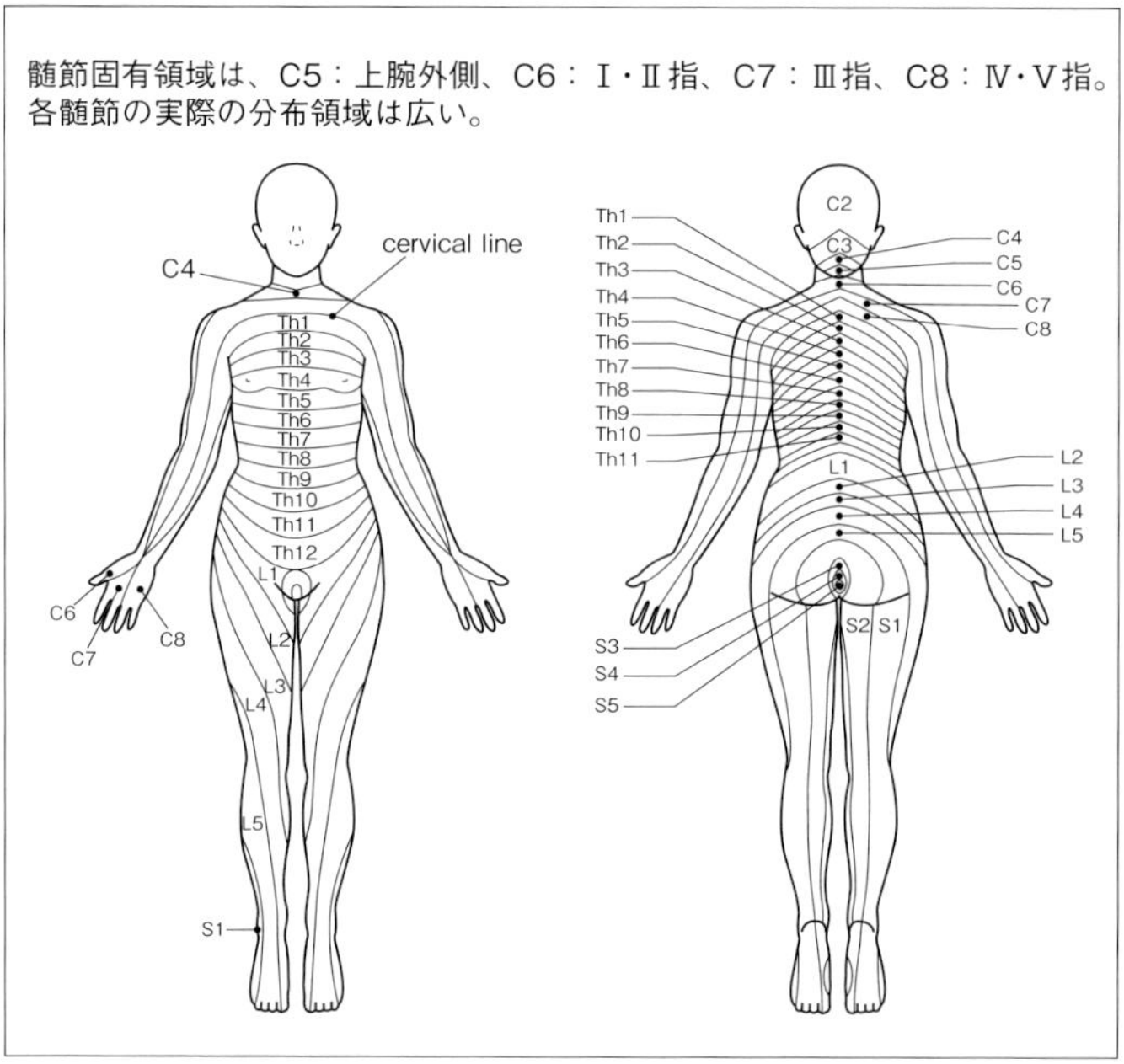

図5　デルマトーム

また、運動性を見ることでも診断がつきます。図6の①のように股関節の屈曲ができない場合、L2神経とL3神経の障害があると疑われます。②のように太ももを内側に回すことができなければ、L2神経とL3神経とL4神経が障害されている疑いがあります。

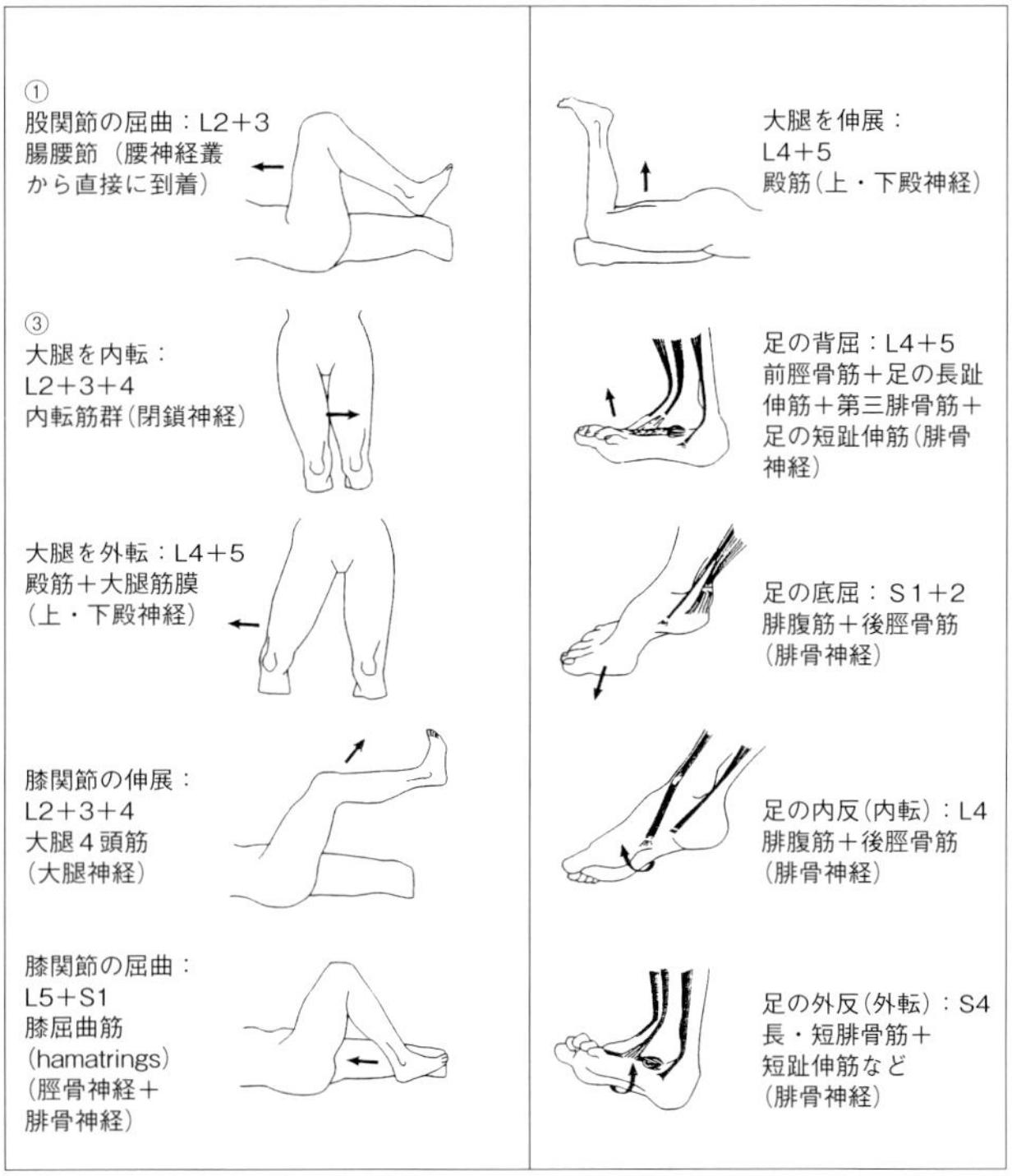

図６　下肢の動きと支配神経根

このように皮膚感覚と運動だけでも、かなりのところまで異常部位をしぼることができます。それ以外にも反射をみたり、痛みのある部分を聞いたりすれば、ある程度病気の発生部位が特定されます。

何故ある程度しか病気の部位が診断できないのか考えてみましょう。ヒトの身体は大変良く出来ていて、感覚にしても運動にしても、ある一本の神経が一カ所の皮膚の感覚や一個の筋肉の運動を司っているわけではなく、何本かの神経が共同して司っているのです。一本の神経がダメになっても他の神経がその働きを補うことにより、大きな障害が出ないようになっているのです。

＊腰椎椎間板ヘルニア

（病気の原因）

椎骨の間には「椎間板」があります。

椎間板はきれいな円盤形をしています。椎間板の中央には「髄核《ずいかく》」というゲル状のやわらかい組織があり、それを包むように「線維輪《せんいりん》」という丈夫な組織が取り巻いています。椎骨の前方の一番大きな椎体と椎体の間が椎間板のスペースです。このスペースが繊維輪によって囲まれ、その中に髄核があるのです。

若いヒトの椎間板はその80％が水分でできており、非常に弾力性に富んでいます。腰を前後左右に曲げ伸ばししたり捻ったりするたびに柔軟に形を変え、直立すると元の形に戻ります。その復元性は、まるで低反発素材のようです。このようにして椎間板は、椎骨同士が接触して擦り減ったり損傷したりしないよう椎骨と椎骨の間に挟まって衝撃を吸収し、背骨全体としての動きをスムーズにしてくれているのです。でこぼこ道を車で走るときに大きな効力を発揮するショックアブソーバーのようなものです。

余談になりますが、身長は朝と夜では夜の方が低くなります。小中学生で約1・5センチ、大人になると約2センチも違ってきます。一日を過ごした椎間板は頭部などの重みで縮みますが、就寝中に横になることでその重みから解放され、元の形に戻るからです。

しかし、椎間板に極端に強い圧力がかかると内圧が異常に高まり、中の髄核が脱出して

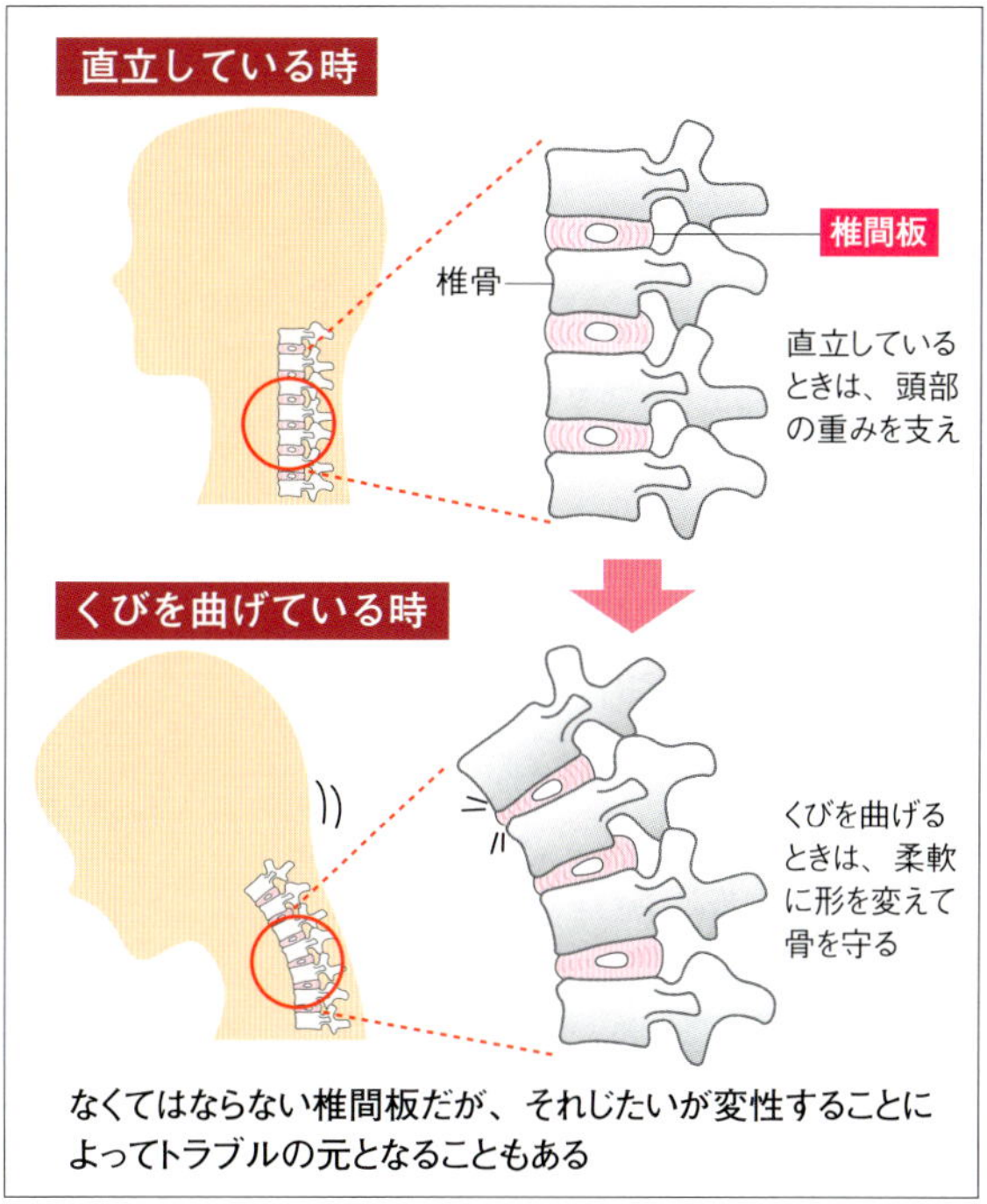
直立している時
椎間板
椎骨
直立しているときは、頭部の重みを支え
くびを曲げている時
くびを曲げるときは、柔軟に形を変えて骨を守る
なくてはならない椎間板だが、それじたいが変性することによってトラブルの元となることもある

図7　正常な椎間板

しまいます。とりわけ年齢を重ねた椎間板は水分が少なく変性し、硬化・劣化して柔軟性を失っています。薄くなった椎間板は線維輪に亀裂が走り、やがてその裂け目から髄核が飛び出しやすくなるのです。

　脱出した椎間板が周囲の神経を刺激し、痛みを生むのが椎間板ヘルニアです。腰椎で起こると腰椎椎間板ヘルニア、頸椎で起こると頸椎椎間板ヘルニアになります。

　ちなみに、ヘルニアとは、体内の臓器などが本来あるべき部位から穴を通じて脱出した状態を指す言葉です。「鼠径ヘルニア（いわゆる脱腸）」は、鼠径部（脚の付け根）の穴から皮下に腸が脱出したものです。脳内の圧力が何らかの原因で高くなり、脳組織が小脳テント切痕や大後頭孔から脱出したものは「脳ヘルニア」と呼ばれます。

　椎間板ヘルニアは3つのタイプに分類することができます。

・「膨隆型」……髄核が線維輪を破って飛び出すには至っていないものの、線維輪が押しだされて突出しているもの。

・「脱出型」……髄核が線維輪を突き破って飛び出るもの。脱出型にはその後の靭帯を破るタイプと破らないタイプがあります。

・「遊離脱出型」……飛び出した髄核が離れた場所に移動したもの。

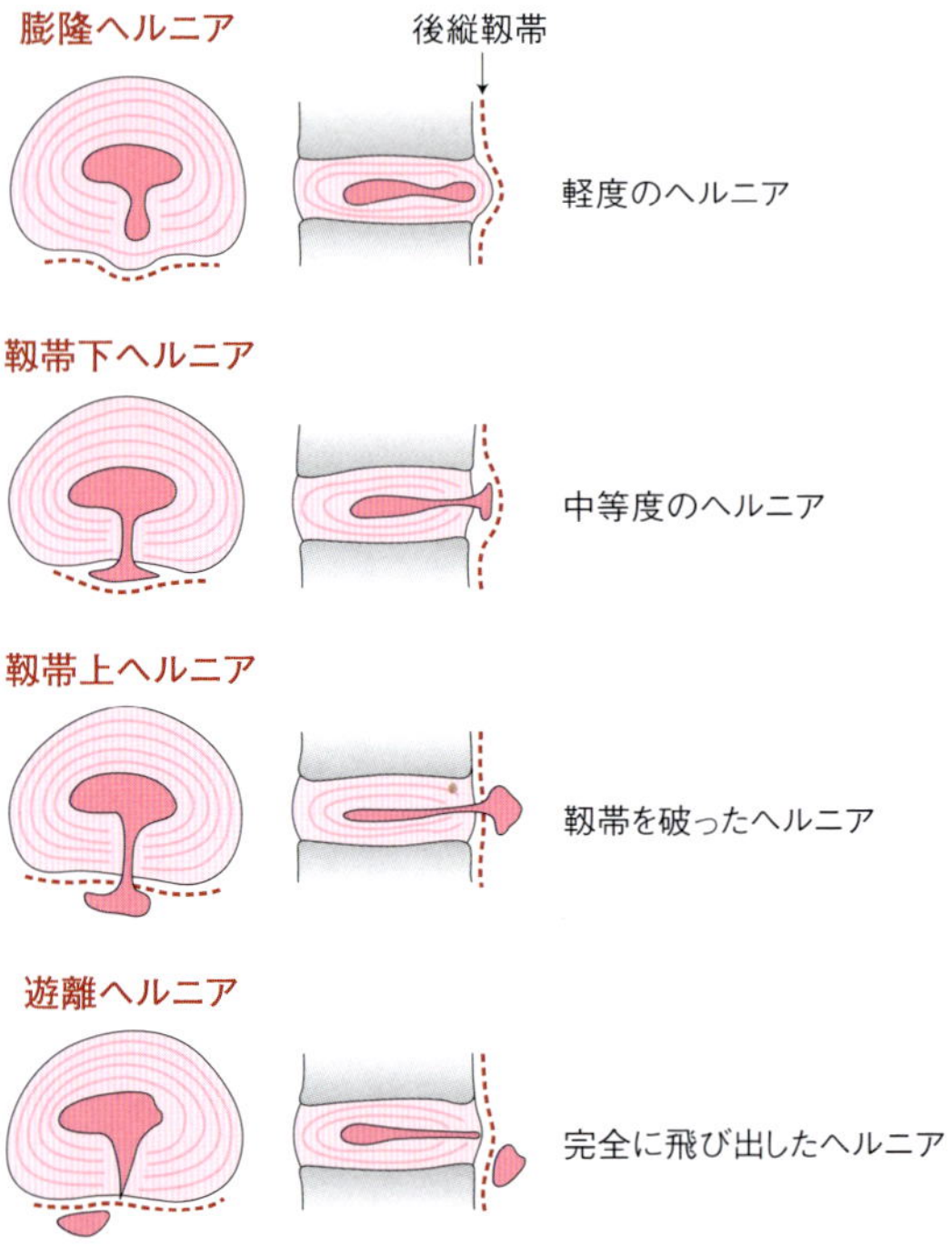

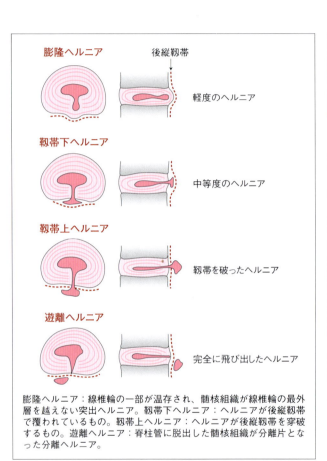

膨隆ヘルニア：線椎輪の一部が温存され、髄核組織が線椎輪の最外層を越えない突出ヘルニア。靭帯下ヘルニア：ヘルニアが後縦靭帯で覆われているもの。靭帯上ヘルニア：ヘルニアが後縦靭帯を穿破するもの。遊離ヘルニア：脊柱管に脱出した髄核組織が分離片となった分離ヘルニア。

図８　椎間板ヘルニアのタイプ

（症状の特徴）

椎間板ヘルニアでは急性の激しい痛みが起きます。特徴的なのは、腰痛だけでなく下肢に響くような痛みやしびれを伴うという点です。

この下肢の痛みを「坐骨神経痛《ざこつしんけいつう》」といいます。腰神経や仙骨神経が集まって坐骨神経になっています。腰椎のどこかで神経根が圧迫されるとお尻から脚にかけての痛みが起こるのです。

脊髄に出入りする神経（脊髄神経）には、皮膚感覚などを伝える「感覚神経」と手足を動かす指令などを伝える「運動神経」が一緒になってできています。これらの痛みは前者が障害されたときに起こります。後者の障害では下肢の神経支配領域の筋力低下をもたらします。

また、まれにですが馬尾に障害が及ぶことがあり、排尿・排便機能の異常（尿や便が出にくい、残尿や残便、失禁など）や性器の違和感を来すことがあります。

椎間板ヘルニアの人はよく「椅子が怖い」といったりしますが、特に前屈みの姿勢になったときや椅子に腰かけたときに、痛みが強まる傾向があります。これらの姿勢は椎間板の内圧を高め、後方にある神経をより強く刺激・圧迫するためです。

椎間板ヘルニアの症状は、慢性の経過をたどることが多いのですが、自然に治ってしまう場合もあります。それは、ヘルニアが自然吸収されることがあるからです。

大きなヘルニアほど早期に自然吸収されて、自然に縮小するといわれています。その機序は次の通りです。

まず、飛び出した椎間板の部分で血管増生が起こります。次に、白血球の一つであるマクロファージが反応して脱出椎間板の周囲に集まってきます。そして、マクロファージが脱出した椎間板を食べて吸収してしまうのです。柔らかい髄核は吸収されやすいが、かたい繊維輪は吸収されにくいと考えられます。

靭帯を破るタイプの椎間板ヘルニア（穿破脱出型・遊離脱出型）では、約半数が自然吸収されることが確認されています。以前は椎間板ヘルニアで髄核が飛び出すと、手術で摘出するしかないとされてきましたが、最近では強いマヒが出ている場合、激しい痛みで歩けない場合、早く社会復帰したい場合などを除き、数ヶ月の間、慎重に経過を観察して自然吸収を待つことが多くなってきています。しかし自然に吸収されるといっても完全に治るわけではなく、脱出した部分が石灰化し硬くなってしまったりすると後で困る場合もあります。

＊腰部脊柱管狭窄症

（病気の原因）

脊柱管狭窄症とは、椎骨にある孔（脊柱管）が狭くなり、その中を通っている脊髄や馬尾や神経根が圧迫されて、痛みやマヒなどが現れる病気です。腰椎で起きると「腰部脊柱管狭窄症」と呼ばれます。

椎間板ヘルニアや脊椎分離症が若年者に多いのに比べ、脊柱管狭窄症は中高年以上にみられる頻度が高くなります。というのも、加齢による脊椎の変性が深く関わる病気だからです。

腰部脊柱管狭窄症は神経の通る脊柱管が前方や後方からの突出物により狭くなり、神経が圧迫される病気です。

前方からは変性した椎間板の突出が大きく、また、椎体の変性による骨棘なども悪いことをしている場合があります。後方からは右と左の椎間関節の肥厚です。また正中の黄色靭帯の肥厚も悪いことをしています。

また、先天的に脊柱管の狭い人もいます。このような人では、通常では症状がでないような軽い脊柱管狭窄症の状態でも症状が出現します。

脊柱管狭窄症は、障害されている神経の部位によって3つのタイプに分類されます。

・「神経根型」……背骨から出る神経の根元（神経根）が圧迫されます。
・「馬尾型」………複数の神経の束である馬尾が圧迫されます。
・「混合型」………神経根型と馬尾型の合わさったタイプです。

脊柱管狭窄症と椎間板ヘルニアとの違いは、前者が椎間板や脊椎、椎間関節・靭帯の肥厚・変性によって神経が圧迫されるのに対して、後者が脱出した椎間板によって神経が圧迫される点です。

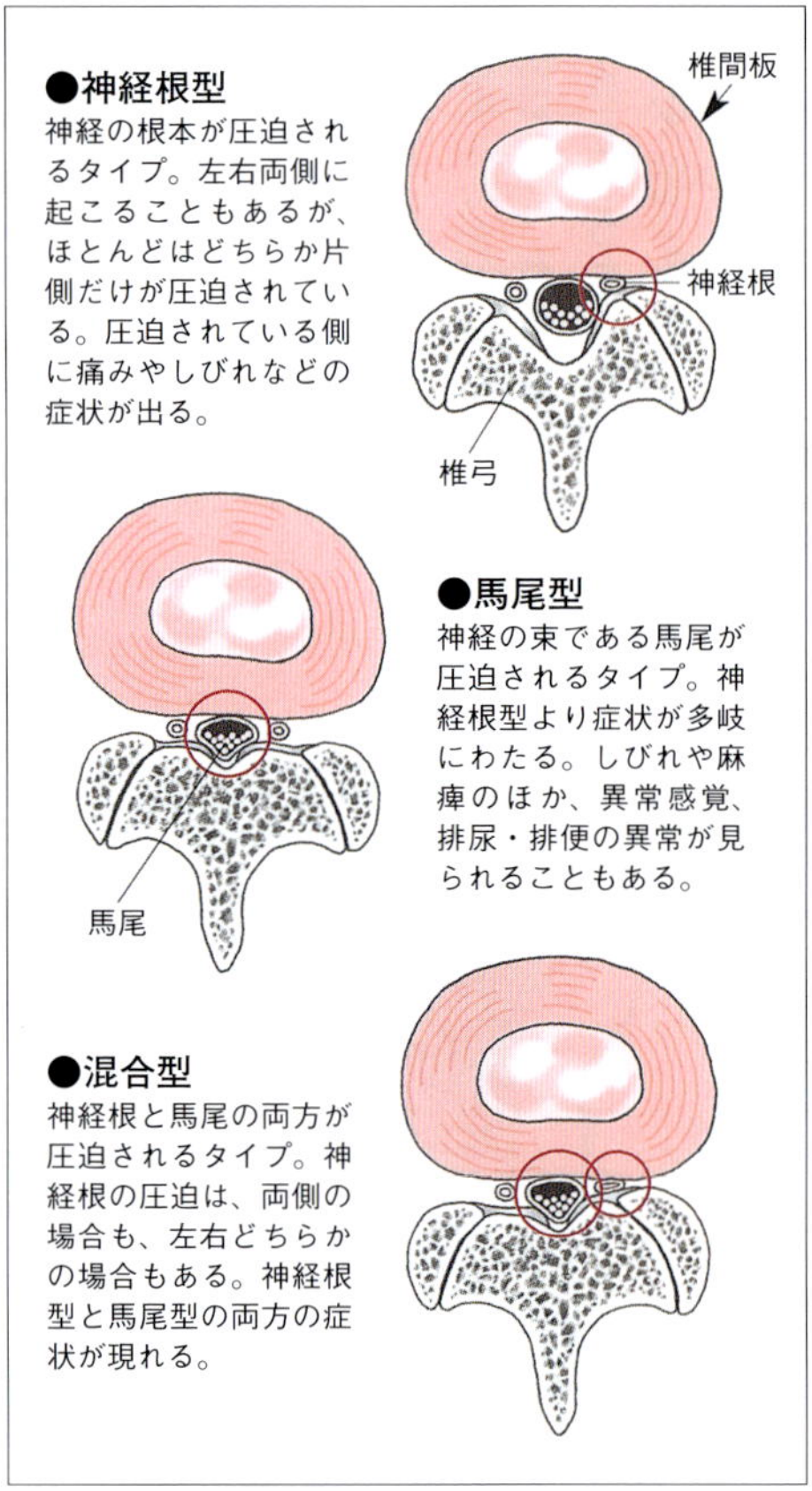
●神経根型
神経の根本が圧迫されるタイプ。左右両側に起こることもあるが、ほとんどはどちらか片側だけが圧迫されている。圧迫されている側に痛みやしびれなどの症状が出る。
椎間板
神経根
椎弓
●馬尾型
神経の束である馬尾が圧迫されるタイプ。神経根型より症状が多岐にわたる。しびれや麻痺のほか、異常感覚、排尿・排便の異常が見られることもある。
馬尾
●混合型
神経根と馬尾の両方が圧迫されるタイプ。神経根の圧迫は、両側の場合も、左右どちらかの場合もある。神経根型と馬尾型の両方の症状が現れる。

図9　脊柱管狭窄症のタイプ

(症状の特徴)

脊柱管狭窄症は、「間欠《かんけつ》跛行《はこう》」という症状が特徴的かつ顕著です。

間欠跛行とは、少し歩いただけで脚がしびれたり痛んだりして、長く歩けなくなる症状です。しばらく休むと再び歩くことができますが、すぐにまた歩けなくなってしまいます。

軽症であれば10分程度、重症になると1～2分歩くのがやっとという状態になります。

これは、歩くことで脊柱管が動いて空間が狭くなり、神経への圧迫が強くなり、また血流の障害もおきるからです。一休みしたり前屈みの姿勢になったりすると脊柱管が少し広がるため、一時的に症状が改善します。

一般的に、神経根型では、腰から脚にかけての痛みやしびれが発現します。左右どちらかの神経根が圧迫されているときは、圧迫された側だけに症状が発現します。

馬尾型は神経根型よりも広範囲に症状が出やすく、腰よりも下肢の症状が重くなります。下肢の脱力が見られたり、膀胱や直腸に影響して排尿や排便の障害、異常な勃起や会陰部《えいんぶ》のほてりが生じたりすることもあります。

混合型は神経根型と馬尾型の両方の症状が出ます。どの型でも重症になると安静にしていても症状が出ることがあり、患者に非常な苦痛をもたらします。

＊腰椎変性すべり症・腰椎分離症

（病気の原因）

腰椎変性すべり症（単に「すべり症」ともいう）は、腰椎の位置が前後にずれたものをいいます。ちょうどダルマ落としで木片がうまく抜けず、中途半端にずれ残ってしまった状態に似ています。

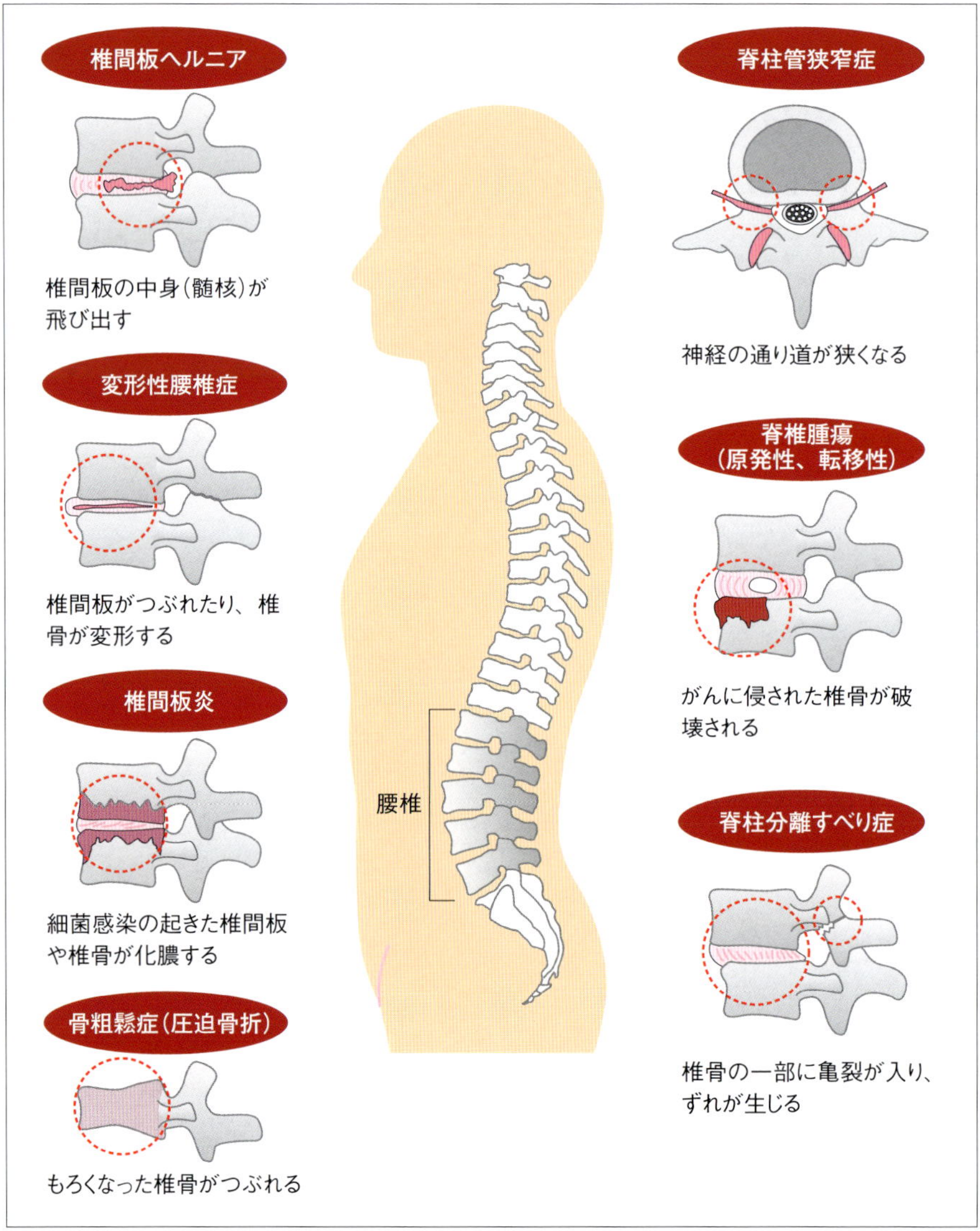

図10　腰部脊椎疾患のいろいろ

すべり症は腰椎を支える筋肉や靭帯、椎間板などの組織が、加齢や過負担によってその柔軟性や強度を失ってしまうことが原因で起こります。支えを失った腰椎は、少しずつ前方（もしくは後方）へと滑っていってしまうのです。

腰椎分離症は、腰椎の椎弓の一部が断裂して離れてしまうものをいいます。主に第4腰椎と第5腰椎に起こります。

骨が分離してしまう原因は、疲労骨折です。長期間くり返して腰椎に負担をかけ続けると骨に微細な亀裂が入り、ふとした拍子に限界が来て、骨が割れたり折れたりしてしまうのです。子どもの頃スポーツに打ち込んだ経験のある人などは、リスク要因をもっていることになります。

分離した腰椎は、その上にある腰椎との連結が失われて不安定になり、ずれを生じやすくなります（分離すべり症）。

（症状の特徴）

腰椎変性すべり症も脊椎分離症も、腰椎が滑ってずれが大きくなると、神経を刺激・圧迫して痛みやしびれを感じるようになります。

長時間の立ち仕事や、同じ姿勢を続けたり重労働のあとに痛みが強くなります。鈍く重い痛みが特徴で、特に体を後ろに反らせたときに痛みが強く出ます。ただし、脊椎分離症の場合は、過去に起こった古い骨折が表面化しただけなので、別段痛みを感じないこともあります。

すべり症でずれが大きくなると脊柱管が狭窄《きょうさく》し、腰部脊柱管狭窄症になって、馬尾症状や間欠跛行が出ます。ですから、すべり症は狭窄症と同じ症状で発現します。狭窄症の原因の一つにすべり症があるわけです。

コラム

「ロコモ」を知っていますか？

「ロコモ」という言葉を聞いたことがありますか？ 正式には「ロコモティブシンドローム」といい、ロコモはその略称です。

日本語では「運動器症候群」と訳します。運動器とは、骨、関節、筋肉、腱（けん）、靭帯、神経など運動にかかわる器官や組織の総称です。運動器が衰えて、立ったり歩いたりすることが困難になり、要介護や寝たきりになるリスクの高い状態をロコモと呼んでいます。最近、メタボリックシンドローム（メタボ）に並ぶ新しい概念として、日本整形外科学会によって提唱されました。

同学会が20～70歳代の男女600人を対象にインターネットで調査を行ったところ、ロコモ予備軍は全体の約半数もいることが分かりました。次の7つのチェック項目のうち、1つでも該当したら、あなたもロコモ予備軍です。

・家の中でつまずいたり滑ったりする
・階段を上るのに手すりが必要である
・15分くらい続けて歩けない
・横断歩道を青信号で渡りきれない
・片脚立ちで靴下がはけない
・2キログラム（1リットルの紙パックの飲料2本）程度の買い物をして持ち帰るのが困難である
・家の中のやや重い仕事（掃除機をかける、布団の上げ下ろしなど）が困難である

慢性的な腰痛があると、7つのうちどれもが困難になってきます。腰という字は、身体の「要《かなめ》」と書くように、腰部の健康が全身の健康のカギを握っているのです。腰痛の三大原因である、姿勢の悪さ・運動不足・ストレスを解消して、いつまでも若々しく元気でいたいものです。

2 よく見られる頸椎の病気

ヒトはほかの動物に比べて大脳が発達し、脳全体の容積も大きくなっています。脳と頭蓋骨や皮膚などを合わせた頭部の重量は、体重のおよそ1割と言われ、60キログラムの人なら6キログラムにもなります。その6キログラムをこの細い頸だけで支えているのですから、それだけでも頸椎にいかに負担がかかっているかが想像できます。

しかも頸の先には肩があり、これまた何キログラムという、重い腕がつながっています。

さらに、頸は頭を回したり上下前後左右に傾けたりといった運動もしなければなりません。これは私たちヒトが視覚に頼る動物だからです。あちこちを見て情報を集めるために、頸椎は背骨の中でももっとも可動性が高くなっています。ちなみに、頸を旋回させるのは第1・2頸椎、前後左右に曲げる動きは第3〜7頸椎の役割です。

こうした重労働の結果、頸や肩のこりは腰痛と共に多い訴えの一つとなっています。しかし、腰痛と同様、頸や肩こりと一口に言っても、その意味するところは多種多様です。「こり」とは、端的には「筋肉疲労と血行障害による筋肉の痛みやしびれ」と説明することができます。たとえば眼精疲労からくる肩こりは、肩や頸の筋肉の緊張によるこわばりが原因ですから、肩こりそのものといえます。しかし、肩こりに似た症状を引き起こす要因は、それだけではありません。

野球のピッチャーが訴える肩こりは、肩関節の使い過ぎが原因の腱鞘炎でしょう。事故によるムチウチ症は、頸椎の捻挫《ねんざ》です。四十肩や五十肩は肩関節周囲の炎症が原因で起こります。心筋梗塞の症状として肩こりが現れることもあれば、胆嚢や膵臓などの内臓疾患に由来するものもあり、また、うつ病などの心因性のものもあります。あるいは、腫瘍による神経の圧迫から起こることもあります。

このように、肩こりにもさまざまな原因があり、痛みの種類や強さ、痛みの起こる状況が違います。肩の痛みや頸の痛み、腕のしびれや脱力などほかの症状についても同じことが言えます。

ところで、私たちの手指は非常に感覚に優れ、繊細な動きをします。たとえば、指の腹で物を撫でただけで、それがどんな素材でできたものかが分かります。また、お箸を使ったり洋服のボタンをかけたりペンで字を書いたりなど、日頃私たちが当たり前に行っている動作でも、ロボットにやらせようと思うと膨大な量の情報をインプットせねばならず、高度で複雑な動きであることに気付きます。

しかし、頸椎で何らかの不具合が生じると、これらの感覚や運動が阻害され、いつもできていたことができにくくなってしまいます。

28ページの図5をもう一度見てください。この図は背骨から出ている神経が身体のどの部分の感覚を支配しているかを示したもので、C1～C8が頸神経を意味するのでした。腰椎の場合と同じように頸椎でも、どの脊髄神経がどの皮膚表面の感覚や運動をつかさどっているかを確認しておきましょう。

指先を触ってみて感覚が鈍いとき、親指ならC6（第6頸神経）、人差し指や中指ならC7（第7頸神経）、薬指や小指ならC8（第8頸神経）にそれぞれ異常があることが疑われます。

また、図11の①のように肘《ひじ》を曲げて上げるのが困難であれば、C5（第5頸神経）の異常、②のように肘を下ろすのが困難であれば、C7神経の異常が疑われます。

左右どちらか一方にだけ感覚のマヒやしびれ、運動の困難やマヒが現れるときは、症状がある方の神経が障害を受けています。

単なる肩こりであれば、筋肉を休めて血行を良くすれば症状が改善しますが、頸の骨や椎間板、靭帯、神経などに起因する場合は、そのような対処では十分とは言えません。いつもの肩こりだと思って放っておいたら、もっと深刻な病気だった……ということにならないためにも、肩こりの原因をきちんと理解しておくことが大切です。

もし次のような自覚症状が現れたら、なるべく早めに医療機関を訪ねることをお勧めします。

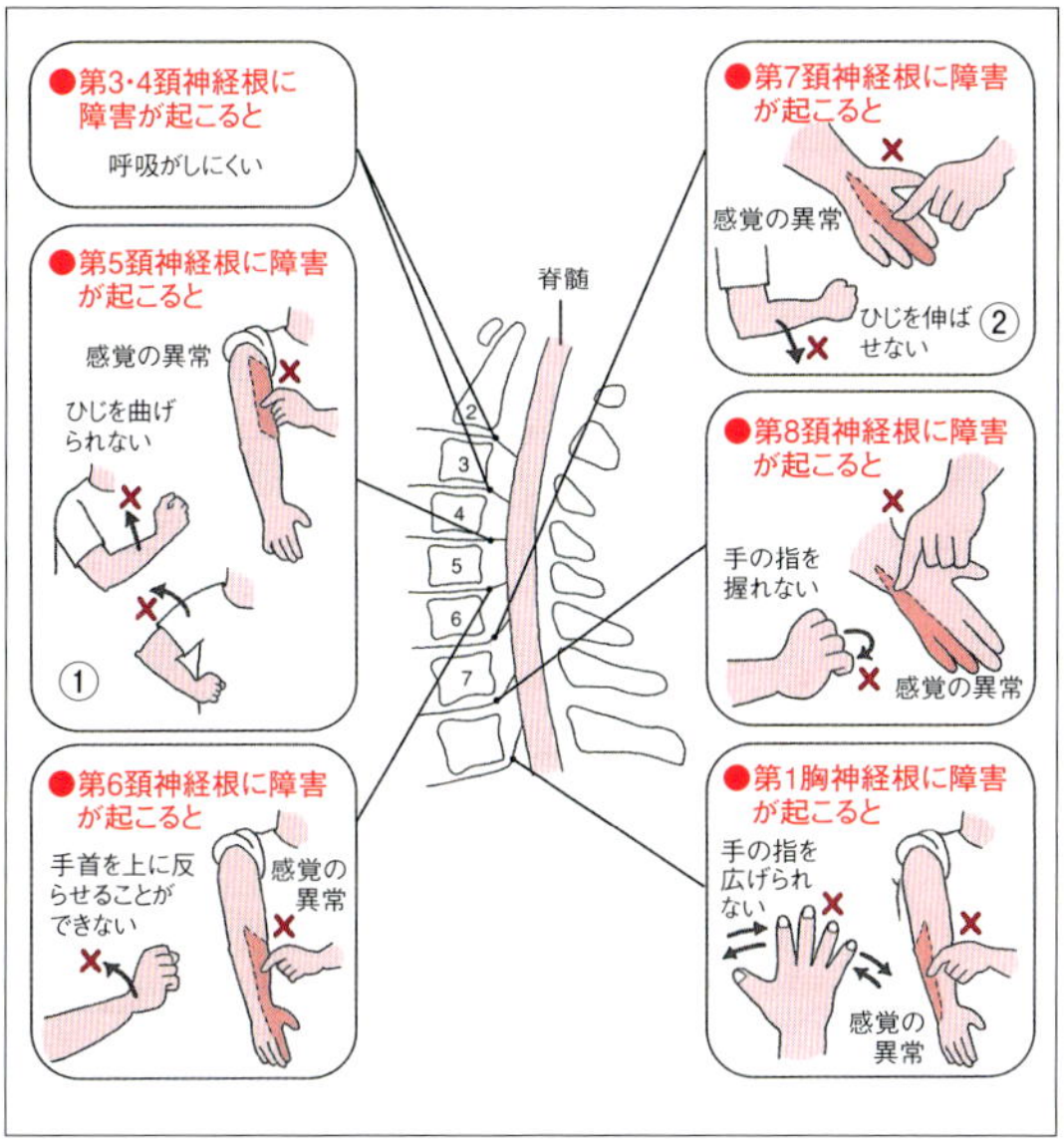

図11　頚椎から出る神経（神経根）の障害でこんな症状が現れる

・一般的な肩こりの対処法では改善が見られない
・痛みがだんだん強くなる
・めまいや動悸、のぼせや手足のしびれ脱力がある
・お腹や胸など別のところも痛む
・手先の細かい作業がやりにくくなった
・夜間や朝方に痛みがひどくなるなど、規則性がある

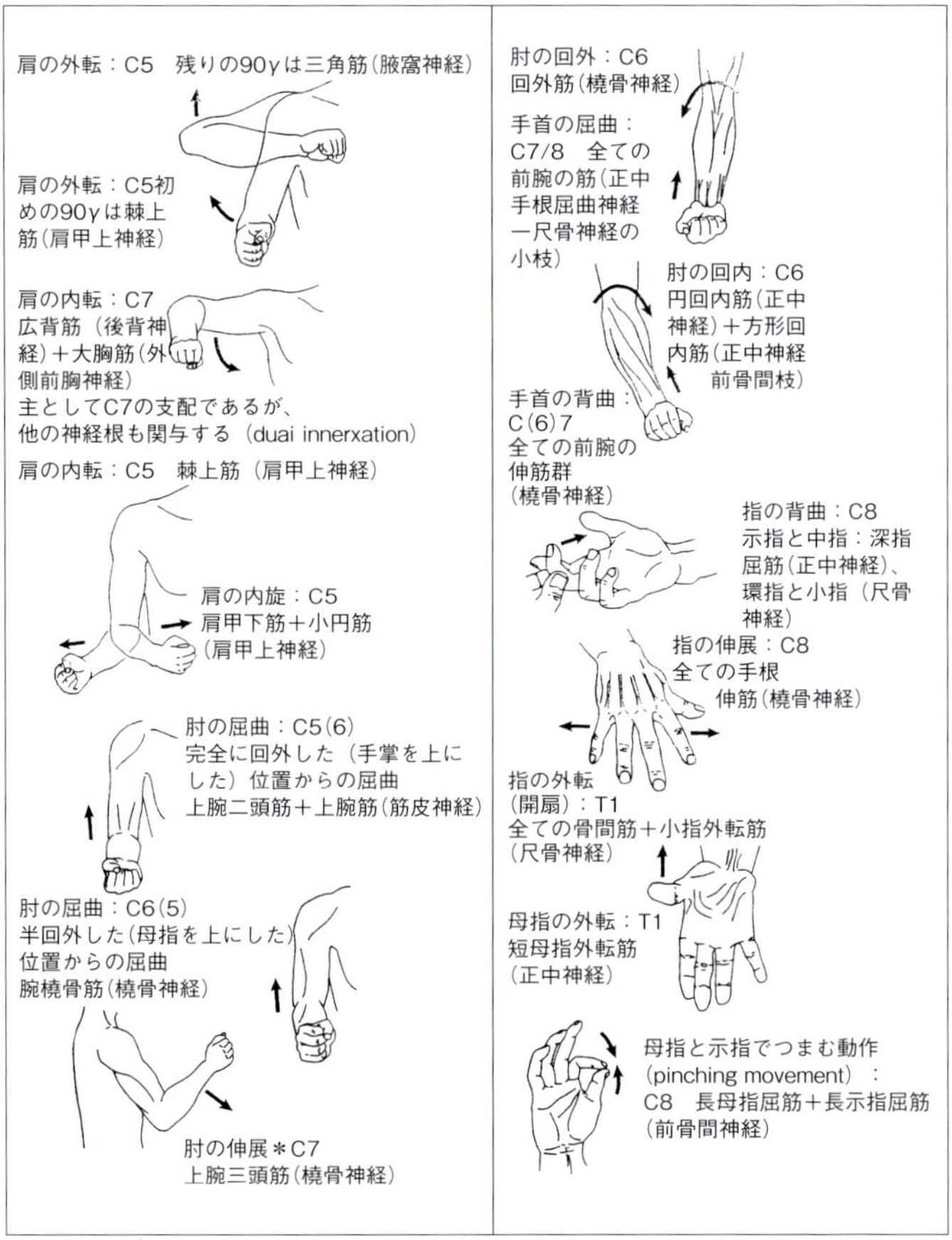

図12　上肢の動きと支配神経根

＊頸椎症

（病気の原因）

頸椎の病気でもっともポピュラーな「頸椎症（けいついしょう）」は、頸椎の椎体骨の骨棘形成、椎間板の後方突出、靭帯の肥厚などによって、脊髄や神経根が圧迫・刺激を受ける病気です。

やはり頸椎の老化による変性が要因となって起こり、高齢になるにつれて患者数が増加します。

変形性頸椎症

椎骨の骨棘形成が原因で神経の通路が狭くなり、刺激されやすくなるため、肩こりや痛み、しびれが現れる病気。ただし骨棘があってもまったく症状が出ない場合も少なくない

頸椎症性神経根症

変形性頸椎症をきっかけとして、神経根が刺激される病気。椎骨の骨棘などが神経根を刺激することで、その神経根がつかさどる箇所に痛みやしびれが出る

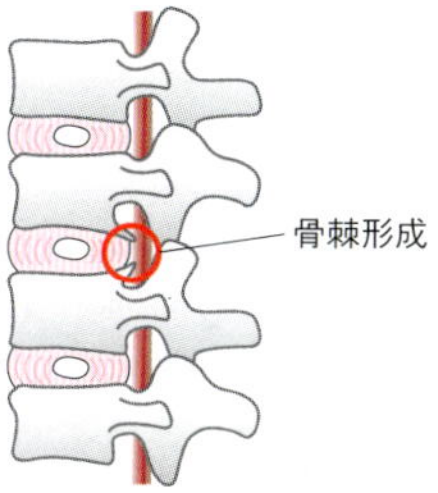

横から見たところ

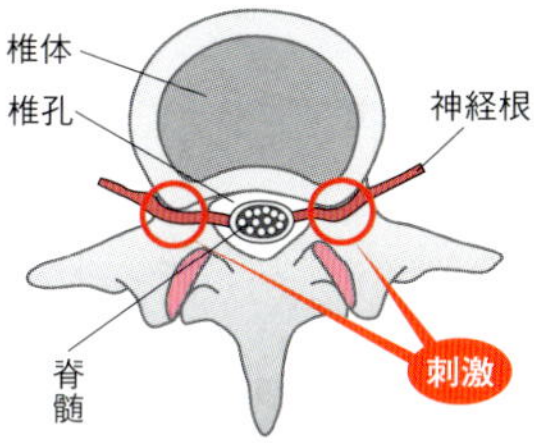

上から見たところ

図13　頸椎症

(症状の特徴)

「頸椎症性神経根症」

頸椎症によって現れる症状で代表的なものは、頸の痛みやこりです。朝は比較的具合がよく、時間が経つにつれて痛みが増してきます。また、パソコン画面に見入ったり、根を詰めて手仕事をしたりしても、頸や肩が張って痛みが増します。頸を動かすと強く痛み、特に頸を反らした姿勢を辛く感じます。肩こり以外に頭痛やめまい、疲れ目やかすみ目、耳鳴りなどを伴うこともよくあります。

痛みの症状は頸部から上肢へと症状が広がっていきます（放散痛）。激しい疼痛のため

頸を動かすことも、上肢を動かすこともできなくなり、病院を受診する場合も多く、最も重要な症状です。上肢の症状としては、痛みのほかに脱力感、重くてだるい感じ、手指の感覚異常・運動障害、冷感、こわばりなどを感じます。症状が進行すると、手の筋肉が萎縮したり、発汗異常が起きたり、手指の変形をきたすケースもあります。

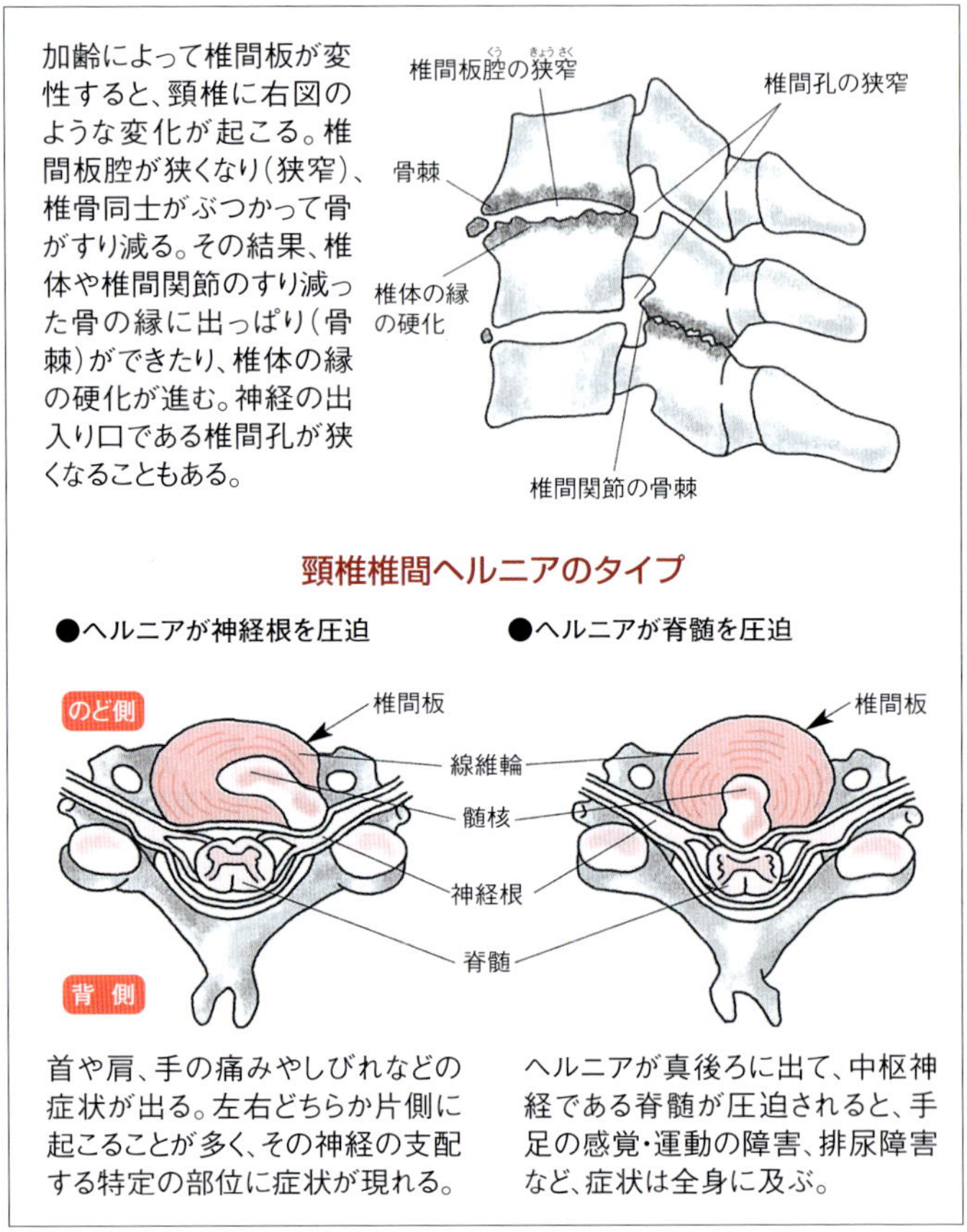

図13　頸椎症

「頸椎症性脊髄症」

脊髄に圧迫が及ぶと、障害された脊髄の支配領域の上肢の運動・感覚障害が出ます。また下肢への運動感覚神経の通り道でもあるので、下肢の症状も発現してきます。脚がもつれて歩きにくい、脚がつっぱるなどの症状のほか、便秘や排尿障害が見られることがあります。

頸髄に障害がある場合、下肢の膝蓋腱反射が極端に亢進するのが特徴です。

＊靭帯骨化症

（病気の原因）

背骨を支える靭帯が骨に変化し硬く、厚くなる病気です。骨でない組織にカルシウムが沈着し、骨になることを「骨化《こっか》」といいます。

背骨には「前縦靭帯」「後縦靭帯」「黄色靭帯」の3つの靭帯があり、椎骨の連結を補強しています。正常な靭帯は紙一枚くらいの薄さの組織で、ゴムベルトのように僅かな伸縮性をもち脊柱の可動性を保つと同時に過重な硬い動きを制限し、脊柱が壊れないよう守っています。

しかし、骨化症になると、靭帯にカルシウムが付着し、少しずつ厚くなっていくと共に伸縮性が失われていきます。骨化はゆっくりと進行するため、最初のうちは症状が現れません。ある程度の年月を経た後、骨化した靭帯が脊柱管を狭くして脊髄や神経を圧迫するようになってようやく、さまざまな自覚症状が出てきます。

どの靭帯が骨化しているかによって「前縦靭帯骨化症」「後縦靭帯骨化症」「黄色靭帯骨化症」と呼び分けされます。脊髄障害が出やすいのは後縦靭帯です。複数の靭帯に同時に骨化が見られることも珍しくありません。

靭帯がなぜ硬く厚く変性するのかは、正直なところまだよく分かっていませんが、日本人に多く見られる病気であり、40代以上で好発し、女性よりも男性が多く発症します。

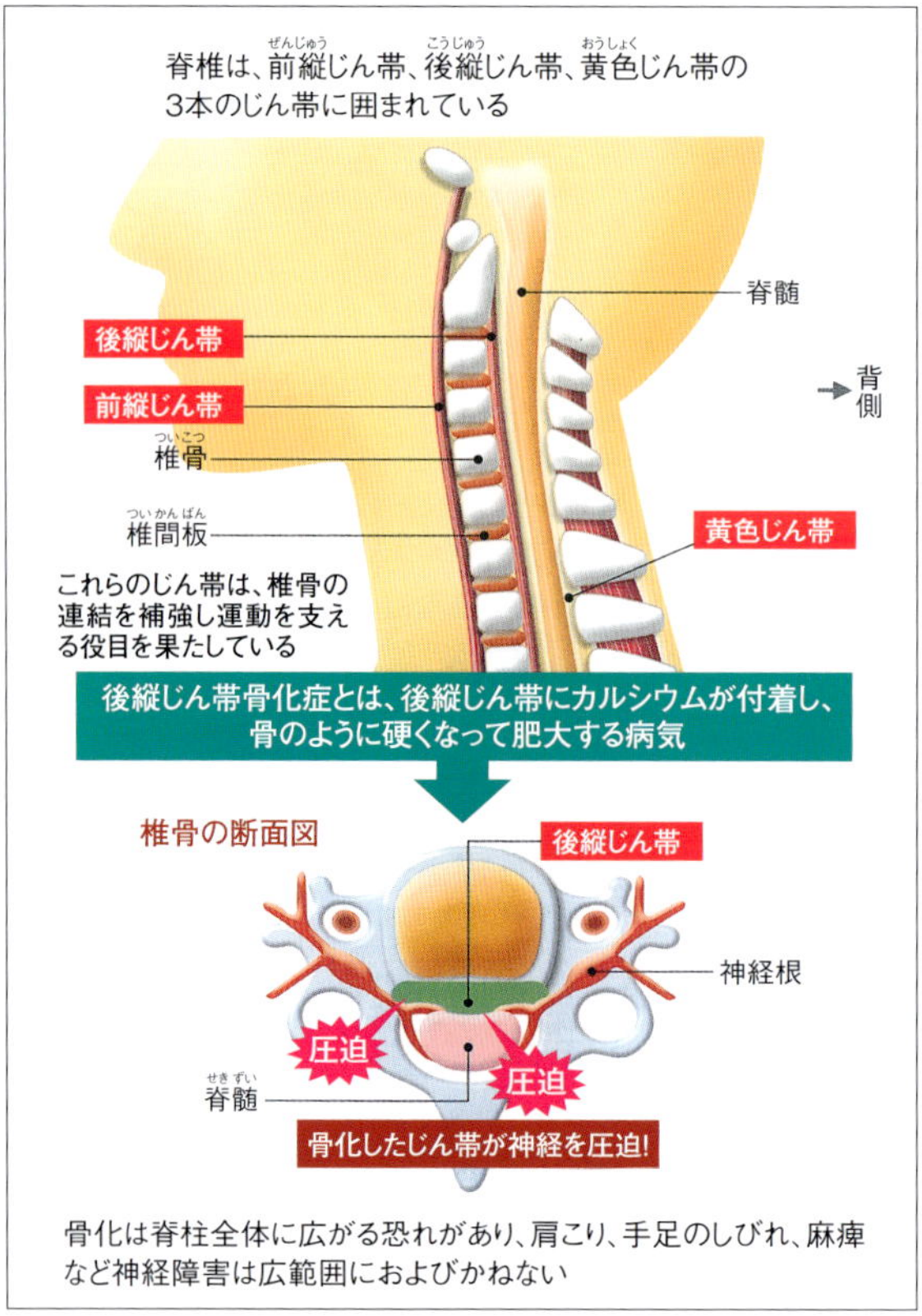

図14　脊柱靭帯骨化症

（症状の特徴）

多くの場合、手足のしびれや動きの悪さが自覚症状として現れます。進行すると、手指の運動障害（ペンやお箸が上手に使えない、財布から小銭を取り出す動作が困難になるなど）、歩行障害（脚がつっぱって歩きにくくなったり、階段の上り下りがしにくくなる）、膀胱直腸障害（排尿・排便がしにくい、残尿感、便秘がちとなるなど）が発現します。また、四肢のしびれや感覚障害を伴います。

多くは慢性的に進行しますが、一方で急性発症例も存在します。たとえば、酔っ払って転倒した直後など、少しの衝撃で一気に症状が出現することがあります。

脊髄の周りには脳脊髄液という水が循環しており、通常外力による衝撃は直接脊髄には伝わりません。水がショックアブソーバーの役割をし、衝撃を和らげるからです。しかし、後縦靭帯骨化症の重度なものは、脊髄が骨化した靭帯で圧迫されているため、直接衝撃が脊髄に伝わるのです。このため、通常では何ともない軽い転倒でも脊髄に強い衝撃として伝わり、脊髄損傷という大変な状態になるのです。脊髄が障害される脊髄損傷は、重症例ではその下の部分が完全に、麻痺します。頸椎の場合は四肢麻痺といって手足が麻痺するのです。大変恐ろしい病気です。

＊頸椎骨折

（病気の原因）

ヒトの頭部は5～6キログラムもの重量があり、それを細い頸椎だけで支えています。

そのため、事故などで強い衝撃を受けると、頸椎が耐えきれずに折れたり脱臼したりすることがあります。これを「頸椎骨折」といいます。

原因としては、交通事故、転倒や落下、スポーツによる衝撃がほとんどです。

（症状の特徴）

脊椎の骨折はこのような外傷による骨折と、後に述べる骨粗鬆症が原因の胸腰椎圧迫骨折などの病的骨折があります。

骨折ならくっつくのだから、ギブスやコルセットで固定しておけば大丈夫だと思うかもしれません。しかし、頸椎の中には大切な中枢神経である脊髄が通っています。これが傷ついてしまうと、骨自体がくっついても神経障害が残ってしまいます。神経障害とは、運動機能の障害、感覚機能の障害、自律神経機能の障害、排泄《はいせつ》機能の障害を指します。頸椎骨折というのは、骨折そのものよりも骨折によって脊髄が損傷されること（頸髄損傷）の方が深刻なのです。

頸髄損傷の場合、手足の麻痺がおこります。また、胸郭を動かす神経も障害されるので、呼吸筋も麻痺します。横隔膜はＣ４神経より下で障害された場合は残りますのでそのときは腹式呼吸ができます。膀胱直腸障害もおき、大小便の感覚、コントロールが困難になります。

この様に脊柱の骨折はそれに伴う脊髄損傷の部位、態度がその後の後遺症に大きく影響します。特に頸椎には手足に神経を出す脊髄があり四肢麻痺になり重篤です。胸髄の損傷では対麻痺と言って下半身は麻痺がでますが、上肢は何ともないので車いすマラソン・バスケットなどもできるし、運転もでき、社会生活の自立ができます。

頸髄損傷の症状は千差万別で、同じ部分が傷ついたからと言って皆が同じ症状を呈するわけではありません。また、損傷した脊髄が二度と元に戻らないわけでもありません。損傷の程度によりますが、数ヶ月で回復するケースもあります。また、リハビリを続けることで、少しずつ機能が回復するケースもあります。

コラム

肩こりの裏に潜む意外な内臓疾患

内臓に病気があって、その症状の一つとして肩こりが現れることがあります。たとえば、次のような病気です。

・心臓の病気……心筋梗塞や狭心症では、しばしば肩こりが生じます。心筋梗塞の前兆となる肩の痛みは、数分ないし数時間続いて消失することを繰り返すのが特徴です。特に左胸から左肩にかけて、強い痛みや肩こりを感じたら要注意です。

・肺の病気……胸の痛みを伴う肩こりは、肺結核や肋膜炎《ろくまくえん》の危険信号です。初期症状として、頸から背中にかけて痛みとこりが生じます。

・肝臓の病気……右肩が痛んだり、こったりする場合は、肝臓や胆嚢の病気の疑いがあります。肝臓や胆嚢は身体の右側にあるため、右肩にだけ症状が出るのです。肝臓は沈黙の臓器といわれ、病気があってもほとんど自覚症状がありません。肩こりが唯一の症状の場合もあるのでサインを見逃さないようにしましょう。また、胆嚢炎や胆石のときは、右上腹部の激しい痛みと共に、右肩から肩甲骨にかけて痛みが出ます。

・胃腸の病気……背中の筋肉（菱形筋）や腕の筋肉（上腕二頭筋）など、身体にはいくつか胃と繋がっている筋肉があります。そのため、胃の調子が悪くなると、肩甲骨と背骨の間にある筋肉がこったり痛んだりします。

これらの病気があるからといって、必ず肩こりが起こるわけではありません。しかし、重大な病気が隠れているケースもありますから、「たかが肩こり」と侮るのは禁物です。

3 よく見られる胸椎の病気

胸椎は頸椎に続く12個の椎骨で、肋骨と連結するための関節面をもっているのが特徴的です。椎体は下に行くほど大きくなり、高さも高くなります。

頸椎や腰椎に比べてあまり大きく動くことはありません。それでも腰椎や頸椎と同じく、加齢による胸椎変性や椎間板ヘルニア、靭帯骨化症などを発症することがあります。

また、正常では背面から見たとき真っ直ぐな背骨が、左右にうねるようにカーブを描き、ねじれてしまう「脊柱側弯症（せきちゅうそくわんしょう）」という病気もあります。

しかし、胸椎の病気でもっとも多いのは、胸腰椎圧迫骨折です。

＊胸腰椎圧迫骨折

（病気の原因）

先に述べたように、高齢者の骨粗鬆症が原因の病的骨折が最も多く重要です。事故などにより発生したり、悪性腫瘍、感染やステロイドの副作用による圧迫骨折もありますが、それほど多くはありません。

脊椎の圧迫骨折では、椎骨の椎体が押しつぶされます。骨折する場所で多いのは、第11

胸椎から第2腰椎です。

骨粗鬆症になると、骨量が減って骨の中がスカスカの状態になります。新陳代謝が低下して、死んでいく骨細胞が新しく生まれてくる骨細胞より多くなってしまうためです。

骨粗鬆症は、女性に多い病気です。女性は生理が終わり閉経期に入るとホルモンのバランスが変わり骨粗鬆症になりやすくなります。

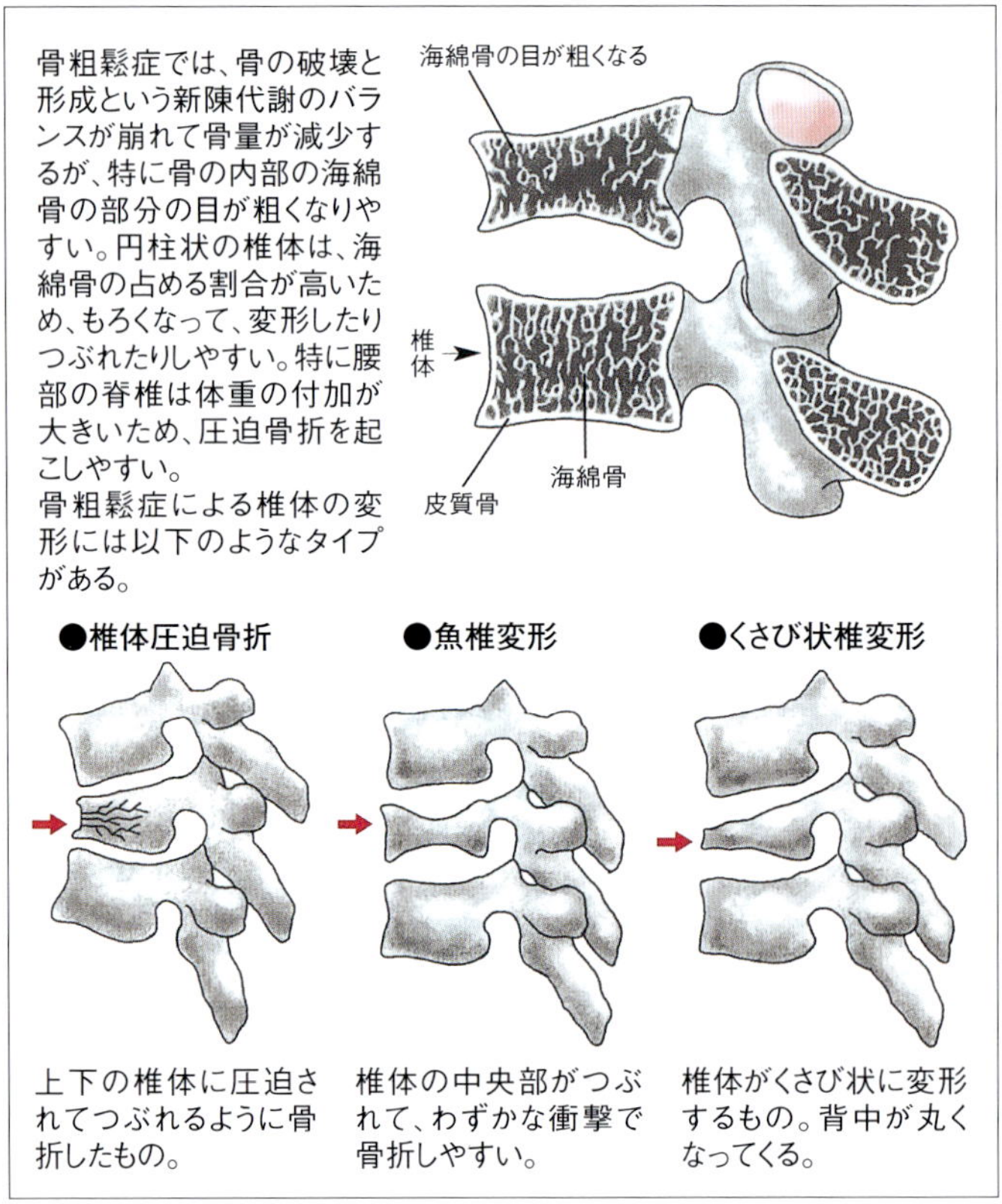

骨粗鬆症では、骨の破壊と形成という新陳代謝のバランスが崩れて骨量が減少するが、特に骨の内部の海綿骨の部分の目が粗くなりやすい。円柱状の椎体は、海綿骨の占める割合が高いため、もろくなって、変形したりつぶれたりしやすい。特に腰部の脊椎は体重の付加が大きいため、圧迫骨折を起こしやすい。
骨粗鬆症による椎体の変形には以下のようなタイプがある。

上下の椎体に圧迫されてつぶれるように骨折したもの。
椎体の中央部がつぶれて、わずかな衝撃で骨折しやすい。
椎体がくさび状に変形するもの。背中が丸くなってくる。

図15　骨粗鬆症による胸腰椎圧迫骨折

骨粗鬆症はゆっくりと進行する病気で、自覚できる症状はほとんどありません。検診を受けたときに医師から指摘されて気付く人もいますが、たいていは骨折して初めて自分が骨粗鬆症だったことを知ります。あるいは、骨折しても痛みがないため、気付かない場合もあります。

骨粗鬆症の人の骨は、重いものを持ったり尻もちをついたりした程度の衝撃でも骨折しやすくなっています。胸腰椎の場合は、ポキンと折れるというよりはグシャッと押しつぶされる感じで椎骨が破壊されます。圧力によって押しつぶされるため、「圧迫骨折」と呼んでいます。骨折に伴って、椎体に変形を来すこともあります。

圧迫骨折は一度起こると、くり返すことが多いので注意が必要です。

薬もいろいろ進歩し、今では圧迫骨折に有効な薬ができているので、きちんと通院し服薬することが重要です。注射薬もあります。予防には小魚、牛乳などカルシウムの多い食事の摂取、太陽にあたる、適度な運動と服薬が重要です。


〈症状の特徴〉


胸腰椎圧迫骨折では多くの場合、転倒したり尻もちをついたりしたことをきっかけに突然、痛みが背部や腰部に発生します。

急性期の症状は、前屈みの姿勢や動作をするときに激しくなります。横になっても寝返りが打てず、仰向けに寝ることができなくなったりします。だいたい数ヶ月の間、こうした状態が続きます。

急性期を過ぎて慢性期に入ると、潰れた骨が固まって痛みが治まってきます。そのかわり、椎骨の変形が進んで、背骨の弯曲（背中が丸くなる）を招きます。背が低くなることもあります。

稀ですが、下肢のしびれや痛み、マヒなどの症状が現れることがあります。別段思い当たる節がないまま、急激な痛みやしびれに襲われることもあります。

これは、骨折した椎体の破片が脊柱管内に入り込み、神経を圧迫するからです。

急性期に感じていたしびれやマヒなどの神経症状が、後遺症として残る人もいます。また、慢性期に入ってからしびれやマヒを感じるようになる人もいます。後から神経症状が起きることを「遅発性神経麻痺《ちはっせいしんけいまひ》」といいます。

胸腰椎の圧迫骨折で歩けなくなった時は手術が必要になります。歩けなかった人が手術により歩けるようになることがあります。

圧迫骨折により激しい痛みが続いたり、圧迫骨折の部分が偽関節になり不安定性が強く、激しく痛むときは、圧迫骨折部分に骨セメントを注入する手術療法があり、劇的に痛みが消失します。（バルーン椎体形成術）

コラム

骨粗鬆症が女性に多いワケ

圧迫骨折の原因となる骨粗鬆症は、特に高齢の女性での発症が顕著です。女性と男性を比較すると、3・5対1で女性に多く、65歳以上の女性の約半数が骨粗鬆症だといわれています。

これは、女性はもともと男性より骨量が少ないことに加え、ダイエットなどでカルシウム不足になる危険が高いからです。何よりも閉経後、女性ホルモンの一つであるエストロゲンが極端に減少することが、高齢の女性に骨粗鬆症が増える最大の要因です。

エストロゲンは骨代謝に大きな役割を担っています。具体的には骨形成を促進し、同時に骨吸収を抑制する作用があります。つまり、エストロゲンが欠乏すると、骨吸収が亢進する一方で骨形成は衰退するのです。その状態が継続すると、骨量が減少して骨粗鬆症になります。

多くの病気がそうであるように、骨粗鬆症も若いうちからの予防・管理が大切です。骨量が増加する20歳頃までに、カルシウムを十分に摂取することです。しかし、大人になってしまっても手遅れということはありません。積極的にカルシウムを多く含む食品を摂り、バランスの取れた食事（禁煙・過度なアルコール摂取の制限）、ビタミンDを活性化するために時には太陽を浴び、加えて、適度な運動、過労を避けるなどの生活習慣の見直しが予防には大切になってきます。

すでに骨粗鬆症になってしまった人は、病院で診察を受け、薬物治療を継続することが重要です。

4 その他の脊椎の病気

ポピュラーな病気ではありませんが、背骨で起こる病気について、さらにいくつか紹介しておきます。

＊脊椎腫瘍・脊髄腫瘍

〈病気の原因〉

背骨の腫瘍は、多くはほかの臓器の悪性腫瘍（がん）が転移してきた「転移性脊椎腫瘍《てんいせいせきついしゅよう》」です。がんは肺に続いて骨に転移しやすい性質があり、骨の中でも特に背骨への転移が多いです。肺がんや乳がん、前立腺がんは背骨に転移しやすく、中でも乳がんからの転移が多くなっています。

従来は、積極的に治療されることなく静観するのが主流でしたが、最近は医療の進歩によって、限局的であれば根治手術も不可能ではなくなってきました。しかしながら、骨転移は複数の骨に起こりやすく、そうなると予後は厳しくなってきます。

背骨のがんは頸から腰までどこにでも転移しますが、椎体部に起こることが多いようです。ごく稀に骨にできる悪性腫瘍としては、「骨肉腫（こつにくしゅ）」があります。

骨肉腫は、骨の発育が著しい子どもや若者に多くみられます。かつては不治の病と言われましたが、現代では生存率がかなり上昇していて、必ずしも悲観する病気ではありません。

一方、背骨ではなく脊髄やその周りにできる腫瘍を「脊髄腫瘍《せきずいしゅよう》」といいます。脊髄腫瘍は、脊髄およびその周囲組織にできます。発生する頻度は10万人あたり1～2人で、脳腫瘍と比べても1／5～1／10程度と珍しい病気です。良性のものと悪性のものがありますが、多くは良性の腫瘍です。脊髄神経から発生する神経鞘腫というものと、脊髄を取り巻く膜から発生する髄膜腫という二つの良性腫瘍が最も多い脊髄腫瘍です。これらは良性なので、手術で腫瘍を取り除くと完治することができます。一方脊髄そのものから発生する腫瘍は癌ではありませんが、悪性の腫瘍です。手術で軽快することは出来ますが完治は難しいのが現実です。

脊髄腫瘍は腫瘍のできる場所によって、3つのタイプがあります。（図16）

A硬膜外腫瘍……硬膜の外側にできて硬膜の外から脊髄を圧迫するもの

B硬膜内髄外腫瘍……硬膜の内側で脊髄と硬膜の間に腫瘍ができて脊髄を圧迫するもの

C髄内腫瘍……脊髄の中から発生するもの

このうち、前の二つが良性の腫瘍で最後の一つ髄内腫瘍が悪性のものです。

説明が遅くなりましたが、脊髄は脳と同様の非常に重要な中枢神経であるため、簡単には傷つかないように3層の膜で覆われています。そのうち一番外側にあるのが「硬膜《こうまく》」です。硬膜の内側に「くも膜」があり、さらに内側に「軟膜」があります。硬膜とくも膜は密着していますが、くも膜と軟膜の間には空間があり、それを「くも膜下腔《まくかくう》」といいます。

このくも膜下腔には、「髄液《ずいえき》」という液体が循環しています。髄液が衝撃を和らげる役割を果たし、外部からの刺激が直接脊髄に伝わらないようになっています。こうして脊髄は何重にも保護されているのです。また髄液は脊髄の環境を一定に保ち、脊髄の細胞が生きていくのに良い環境を作り出しているのです。

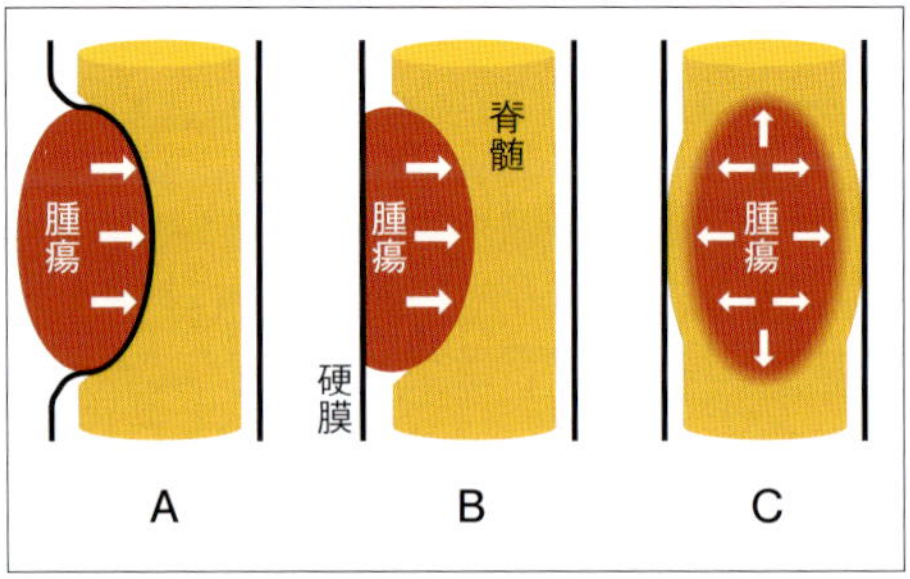

図16 「脊髄腫瘍の3つのタイプ」

（症状の特徴）

転移性の骨腫瘍の症状としては、骨破壊による疼痛・手足のしびれや痛み、筋力低下、歩行障害、排尿障害などが挙げられます。骨のがんによる痛みは、徐々に強くなり、寝ていても痛みが和らぎません。進行すると骨折が重なり、耐えがたい激痛に見舞われます。

転移性なので原発（もともとの癌）の治療にもよりますが、転移性骨腫瘍の場合、痛みをとることが治療の大きな目標になることが多く、放射線治療・種々の薬剤・ストロンチウム等の薬剤による治療などがあります。

脊髄腫瘍の多くを占める良性の腫瘍の場合、数ヶ月から数年の単位で症状が進みます。一般的には、最初に手足の感覚障害が起き、局所的な痛みが発生します。腫瘍が増大して脊髄の圧迫がひどくなると、手足のマヒが出て、尿や便が出にくくなったりします。

脊髄腫瘍はできる部位によって症状が違います。たとえば、頸髄では手足や体幹（胸腹背中）の感覚障害やマヒが出ますが、腰髄では足にだけ影響が出ます。

しかし、良性の場合は手術もさほど困難ではない場合が多く、歩けなくなってから手術を受けて歩いて帰られた人もいますが早く手術をすることが重要です。一方、悪性の場合は、手術による根治は難しいのですが、腫瘍の種類によっては予後がかなり良い場合もありますので、専門的治療が必要になってきます。

また、脊椎にも先天性疾患があります。代表的なものに、二分脊椎とこれに関連する疾患があります。生まれてすぐ腰部の皮膚が欠損し脊髄や神経が飛び出してきたりする疾患です。軽症で表面的な異常がなく、ある程度成長してから発見される場合もあります。その他キアリ奇形に伴う脊髄空洞症などの疾患もあります。脊髄の血管の奇形もみられます。脳と同様に脊髄に脊髄動静脈奇形などの血管病変が稀ではありますが見つかることがあります。手術で治る病気もありますが、本書では割愛させていただきます。

コラム

背骨にやさしい枕選び

背骨の病気の元凶は生活習慣です。本や新聞を読むとき頬杖をついたり、テレビを見るとき横になって肘枕をしたり、椅子に座るときに脚を組んだり、あるいは、カバンをもつとき右手や右肩ばかりを使ったりしていませんか？

足に合わない歩きにくい靴を履き続けたり、度数の合わないメガネをかけていたりするのも、背骨を歪ませる良くない生活習慣です。

そして、硬さや高さの合わない枕もその一つ。

高すぎる枕は、常にうつむいて寝ているのと同じようなものです。布団から肩や背中が浮いていると、頸椎や靭帯が伸ばされて背骨に負担を強います。気道を狭め、いびきの原因にもなります。

逆に低すぎる枕は、ずっとあごを挙げて寝ているのと同じ状態で、頸椎のカーブがきつくなりすぎます。頭が心臓より低くなって血行が悪くなり、顔がむくむ原因にもなります。

柔らかすぎる枕は頭が沈み込んで、低い枕をしているのと同じことになります。硬すぎる枕は頭をうまく受け止めてくれないので、頭がグラグラと不安定になります。

また、幅の狭すぎる枕は寝返りを打ったときに外れてしまい、ガクンと頭が落ちて、かえって頸を痛めてしまうことにもなりかねません。

では、どんな枕がちょうどいい枕なのでしょうか？　それは、人それぞれで違います。有名百貨店の寝具売り場には「枕ソムリエ」がいるというほど、理想的な枕は千差万別なのです。一人一人頭の形も違うし、頸のカーブも違うからです。

ただし、枕の標準的な選び方というのはあります。

・枕で頸と布団との間がすき間なく埋まるもの……平らな床の上で仰向けに真っ直ぐ寝てみます。そのとき、床と頸の間にすき間（男性で4センチ前後、女性で3センチ弱）ができるはずです。

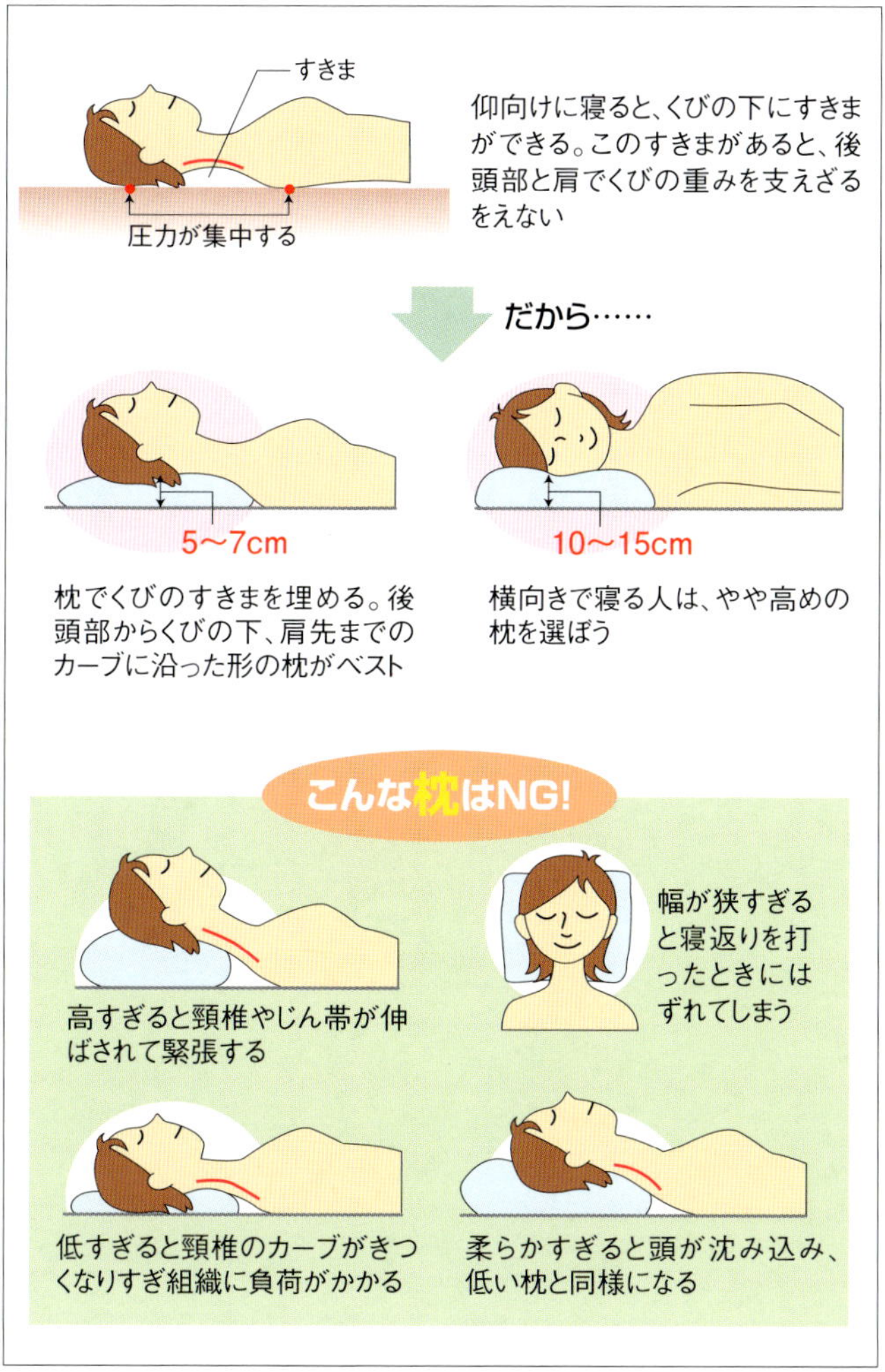

図17　正しい枕の選び方

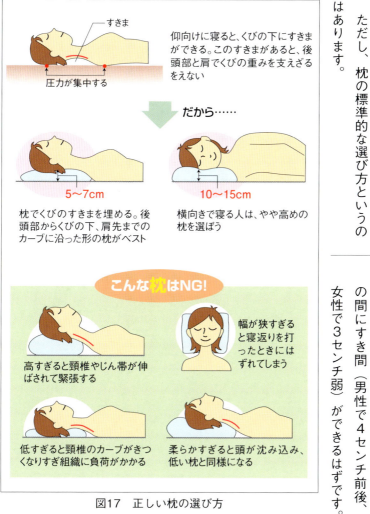

そのすき間をちょうど埋めてくれて、頭や頸をきちんと受け止め支えてくれる枕が理想的です。後頭部から頸の下、肩先までのカーブにフィットする形、高さ、柔らかさのものを選びましょう。
・横向きで寝る人はやや高め……横向きに寝たときに側頭部から頸の下、肩先までのカーブがすき間なく埋まり、なおかつ背骨が真っ直ぐに維持できる枕を選びます。枕の高さは肩幅の広い人は高め、肩幅の狭い人は低めになります。
自分にピッタリの枕を探して、いろいろ試してみるのも楽しいものです。オーダーメイドは確かに値が張りますが、それで背骨の健康が手に入るなら安い買い物かもしれません。枕は高くても1つ数万円。一方、もし背骨の病気になったら、医療費だけでその何倍もかかります。

人間は人生の1／3を布団の中で過ごすといわれています。そうだとしたら、枕の果たす役割は軽視できない問題だと思いませんか？　一生を左右しかねない背骨の病気が、枕を変えることで回避できるならありがたいことです。

第2章

脊椎脊髄疾患の診断とその進歩

1 自覚症状をたずねる問診

骨や神経は外から見えません。そのため、背骨の病気の原因を探るには、「問診」「身体所見」「画像診断」が重要になってきます。

問診では、身体のどこにどんな自覚症状が起きているかを、患者から聴き取ります。次のような内容について、患者はできるだけ詳しく医師に伝えます。

〈痛みを感じる部位は？〉

・身体のどの部位に痛みがあるか。

・いつも同じ場所が痛むか、痛む場所が転々と変化するかなど。

〈痛みの種類と程度は？〉

・激しい痛みか、我慢できる程度の痛みかといった痛みの度合い。

・突き刺すような鋭い痛み、ビリビリと電気が走るような痛み、ズーンと重い痛みなど、痛みの性質。

〔痛みが起こる状況は？〕

・どんな姿勢や動作をしたときに痛いか、楽になるのはどんな姿勢か。
・常に痛みがあるか、寝ているときも痛いかなど。
・特に痛みが強くなる時間帯があれば、その具体的な時間（たとえば、起床時など）。
・長く立っていたり、歩いたりすると症状が悪化し、休むと改善する（間欠性跛行《はこう》）。

〔痛み以外の症状は？〕

・手足のしびれや感覚障害がないか。また、左右両方かどちらか片方か。
・箸が持ちにくい、階段の上り下りがしにくい、痛くて歩けないなど運動障害はないか。
・排便や排尿の異常はないか。
・それぞれどの程度の障害かなど。

〔症状の起きた時期ときっかけは？〕

・痛みなどの症状をいつ頃から感じるようになったか。

・痛みの原因として思い当たる事故や怪我はないかなど。

〔生活の様子〕

・職業や仕事の内容（たとえば、美容師で一日中立ちっぱなしなど）。
・過去や現在のスポーツ歴（どんなスポーツをどれくらいの期間やっていたか）。
・生活状況（労働時間、睡眠時間、食事の嗜好、飲酒喫煙の有無、体重の増減など）。

〔生活上の支障は？〕

・症状があることで、日常生活や仕事にどんな不便や問題が起きているか（たとえば、座る姿勢が痛くて事務仕事ができないなど）。

問診で聞きとった内容をベースにして、その後の検査や治療法を決めることになります。そういう意味で、問診は診断の出発点になります。

② 身体所見としての神経学的診断

実際に患者の動きを見たり、身体に触れたりしながら、どこにどんな症状が起きているかをテストするのが身体所見です。

＊眼による観察（視診）

たとえば、患者がどんな姿勢で立ったり歩いたりしているかは、背骨の病気を診断する上で大事なチェック項目です。医師は患者が診察室のドアを開けて入ってくる段階から、いち早く診察をはじめています。

特に患者が「診られている」ことを意識をしていないときの、無意識の動作からは多くの情報が読み取れます。例を挙げると、こんな内容です。

・腰をかがめて歩いている（＝腰痛がある、背骨に変形があるかもしれないなど）
・左右どちらかに身体が傾いている（＝片方にマヒがあるかもしれない、背骨が弯曲しているかもしれないなど）
・足を引きずるようにしている（＝脚にマヒがある、下肢に痛みがあるなど）
・歩くのに時間がかかる（＝下肢の運動障害がある、間欠跛行の可能性があるなど）

軽い運動マヒなどでは患者自身に自覚症状がなく、問診では出てこない場合もあります。医師は観察によって、そうした症状の見落しをなくしていきます。

また、患者が席について診察が開始されると、患者の訴える症状や患部を観察し、腫れや変形など外見上の変化がないかを確認します。

＊触診による神経の診察

具体的に脊髄のどの位置やどの神経根が障害を受けているかを調べることを「神経学的診断」といいます。神経学的診断では、四肢と神経との関係を見るテストをします。そのときに診断の拠りどころとなるのが、28ページの図5・6および46ページの図12で紹介した、神経の支配領域です。

神経障害は、次の4点でチェックします。

〈痛みを調べる〉

痛みがある場合、具体的にどんな姿勢や動作のときに痛いのかをたずねます。また、実際に頸、肩、腰、手足などを曲げてみて、どこまで動かせるかの可動域を見ます。医師が患者の腕や脚を持ち上げたり下ろしたりして調べることもあります。もちろん痛いときは無理に動かすようなことはしません。

〔感覚を調べる〕

筆で肌をなでたりペン先でつつくなどして、触覚や痛覚障害程度を調べます。神経障害があると、こうした刺激をまったく感じなかったり、左右や部位によって敏感さに差がでたりします。このことにより、どの神経が障害を受けているか推測できます。

〔運動を調べる〕

握力を測ったり、各筋肉の動きに抵抗を加え、筋力低下の有無、程度を調べます。これにより、どの神経が障害されているか推測できます。

〔反射を調べる〕

ゴム製のハンマーを用いて膝や肘を叩き、腱反射を調べます。たとえば、膝を曲げた状態で膝頭のやや下をコツンと叩いて刺激すると、自分では持ち上げようとしていないのに、勝手に膝から下の足がピクンと持ち上がります。これが膝蓋腱反射（しつがいけんはんしゃ）です。

神経障害があると、こうした反射が亢進したり鈍麻したりします。

3 画像診断の進歩

問診と身体所見でおおよその診断がつきますが、さらに詳しく骨や神経の様子を見るために、レントゲン（Ｘ線）やＣＴなどの画像診断を行います。骨の状態をみるのがＸ線やＣＴ、神経や椎間板の状態をみるのがＭＲＩです。脊髄造影や血管撮影は手術を前提とした精密検査として活用される場合がありますが、最近のＣＴ・ＭＲＩの進歩で、不要な場合がほとんどです。

絶え間ない研究と技術の進歩によって、画像診断の精度は飛躍的に上がっています。外からは見えないはずの骨や神経が手に取るように見えるという点では、非常にありがたい技術であり器械です。

画像診断の進歩は著しいものがあり、今ではＣＴやＭＲＩなしの診断は考えられない時代になっています。特に脊椎・脊髄の外科領域における画像診断の役割は非常に大きく、これまで判断の困難であった疾患への診断が容易に行えるようになってきました。

例えば腰椎椎間板ヘルニアという有名な病気がありますが、この椎間板ヘルニアが画像診断によって、眼で容易に見えるのです。それまでは問診や神経学的検査で推測していた診断が、ＭＲＩの進歩によって直接見て診断することができるのです。椎間板ヘルニアのでっぱった方向、大きさ、手術方法などが診断できるのです。

頸椎の後縦靭帯骨化症という病気は、CTによってその病変の範囲を細かく知ることができます。

また、術中CTにより手術の方向、進行具合などもわかり、より安全で正確な手術を行えるようになりました。

これまで診断困難であった脊髄疾患も容易に診断できるようになり、このCTやMRIによる画像診断の進歩が脊髄疾患の診断・治療をどれだけ進歩させたかは、言葉では表せないほどです。

しかし、画像診断も補助診断の一つであり、自覚症状と神経学的所見、それに画像が加わって、はじめて病気の本態を正確に把握することができるということを忘れてはならないのはいうまでもありません。

＊X線検査

いわゆるレントゲン検査のことです。骨の状態を知るのに有効で、背骨の病気が疑われるときは基本的に必ず実施されます。従来はフィルム式でしたが、最近はコンピュータX線撮影されたデジタル式が主流になり、フラットパネルが開発されより鮮明な画像が得られるようになってきました。

デジタル式の優れた点は、撮影してすぐにモニタで画像を確認できることです。これにより、従来以上に迅速な診断が可能になりました。また、診断結果を伝える際にも、モニタを表示しながらわかりやすく説明できて便利です。

X線検査は、問診や身体所見に基づいて、病気が疑われる部分を正面および側面や、斜めの位置から撮ったり、前屈や後屈をして曲げた状態を撮影して、その前後で骨のずれを見たりもします。

X線検査は、画像診断の基本になりますが、画像診断にはX線検査のほかに、CT・MRI・核医学検査などがあります。

X線検査では、外傷による骨折や圧迫骨折、脊椎の変形などがわかります。脊椎の加齢による変形（椎間腔の狭小化、骨棘形成、骨粗鬆症などの骨密度の低下）などもわかります。また、前屈や後屈での骨の動き（すべり症）などの診断に有効です。

このため、脊椎のX線撮影は正面、側面、右斜位、左斜位、前屈、後屈まで種々の方向から撮影します。

X線検査では骨が写って見えますが、椎間板や神経はみることができません。ですから、X線検査でわかるのは骨の状態です。しかし、骨の異常から神経や椎間板の異常を推測することはできます。画像診断は、この後に述べるCTやMRIとの総合的診断になります。

それぞれの検査の特徴と有効性を知っておくことが大切になるわけです。

＊CT検査

ＣＴ（コンピュータ断層撮影）は、Ｘ線と同じく放射線を利用していますが、物体の横断面（輪切りにした状態）の内部画像（断層画像）が得られる点が大きく違います。このように身体の水平断の画像を撮るのですが、データを三次元的に再構築して、矢状断の画像や、三次元表示することもできます。

ＣＴの進歩は日進月歩で今はＭＤＣＴ（多検出器ＣＴ）といって検出器が横に16、32、64、320と高機種になるほどたくさん並んでおり、同時に多くの画面が撮像できます。

一分間に70回前後拍動している心臓の冠動脈も、このように64列のＣＴが開発されて臨床現場で応用できるようになりました。脊髄の診断でＣＴはとても多くの情報を提供でき

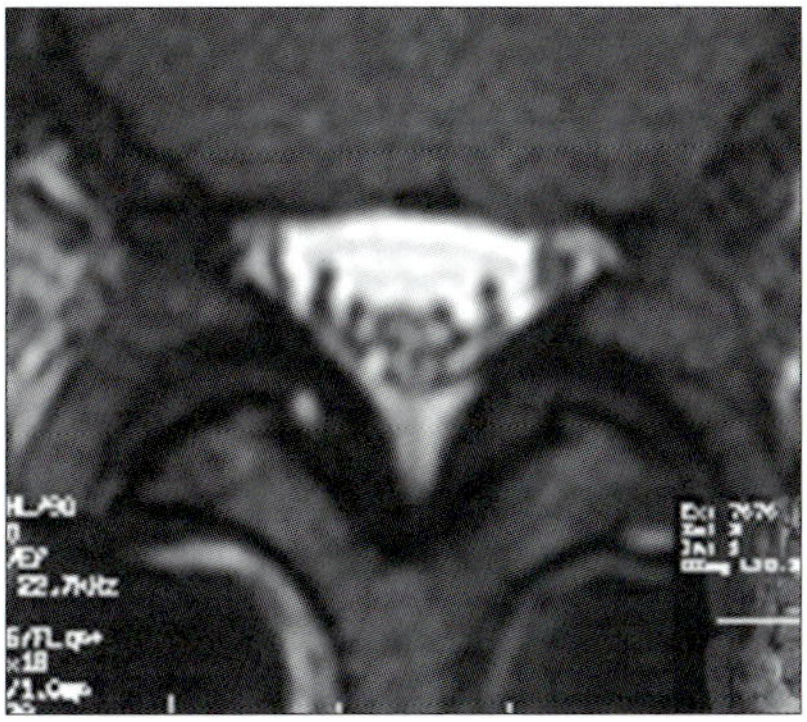

a 正常な脊柱管

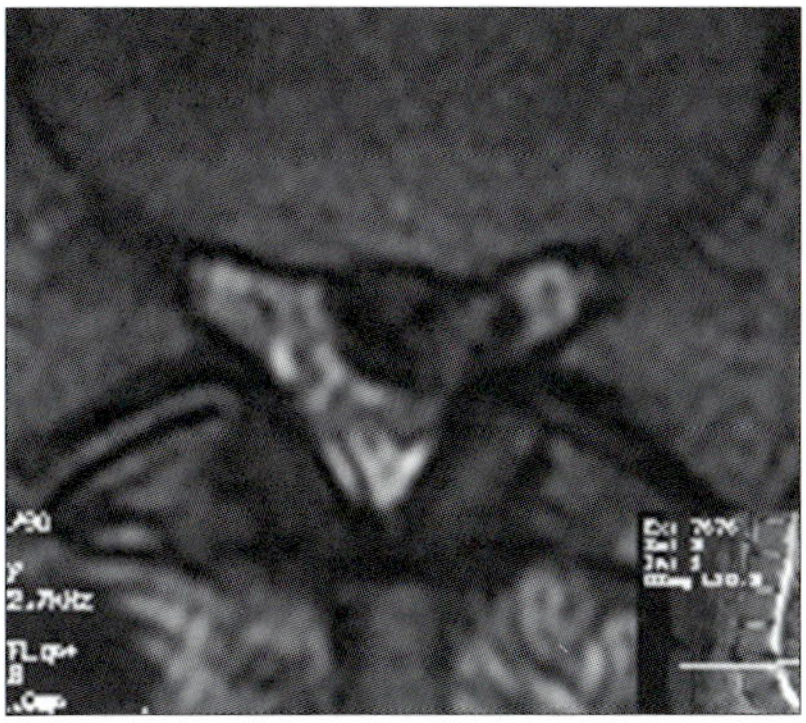

b 椎間板ヘルニア

ＣＴ画像
水平断（下から見たところ）

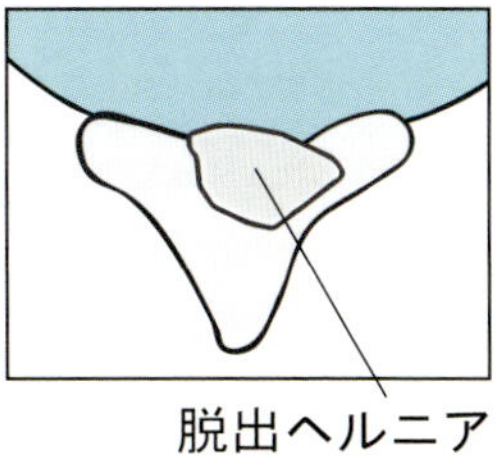

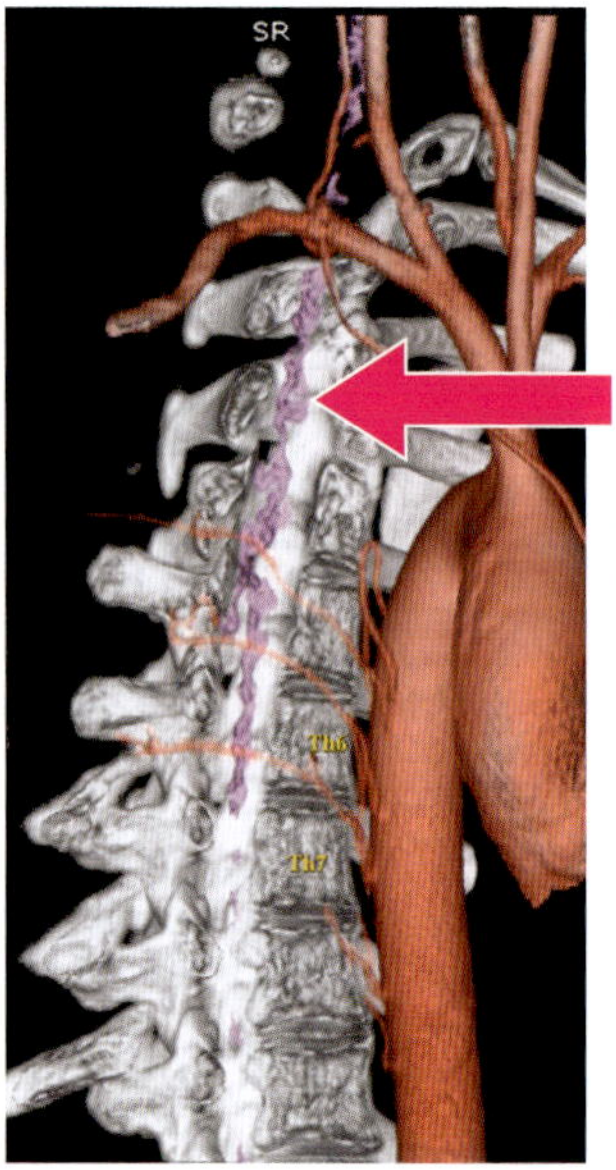

3DCT

るため非常に有用です。X線検査でわかりにくいところもCTでは、はっきり確認できます。CTはX線と同様骨の描出に優れています。このため骨折などの診断、治療後の骨の診断などに非常に有用で、細かいところまでわかります。

靭帯骨化症なども三次元的に把握することが可能になります。

CTは、金属アーチファクトといって、金属で画像が歪んだりして描出しにくくなりますが、最近はCTでもこのアーチファクトが少ないチタン製の金属が手術材料としてステンレススチールにとって代わってきています。このため、手術用の固定金属を用いた手術の評価も可能になっております。

＊術中CT検査

私たちの病院には、手術室にCTがあり、手術中にCT検査を行うことができます。このように手術室にCTを備えている病院は日本に数ヶ所ありますが、北海道では当院のみです。手術中にCT検査を行えることにより、脊椎・脊髄外科の領域では、より安全で正確な手術が行われるようになりました。

術中ナビゲーション：

術中ＣＴでナビゲーション用の画像を撮影し、利用する方法です。車のナビゲーションに似ており、今どの部位の手術を行っており、あと何センチでどの方向に進むと目的の腫瘍に到達できるか、ペディクルスクリューなどのネジ式器具で固定するときの方向や深さなどを知ることができます。

手術進行具合の判断：

頸椎の後縦靭帯骨化症などの難易度の高い切除手術の際、手術の進行具合や残りの切除をあと何ミリ行えばよいかなどの情報を得られ、安全で正確な手術に貢献します。

固定のための頸椎骨の挿入：

術中ＣＴにより、挿入した骨の位置を立体的に知ることができ、位置の確認ができます。

胸椎などの手術位置のオリエンテーション：

胸椎の手術など、術中の透視などでは位置が分かりにくいものでも術中ＣＴではひと目で分かります。

固定器具の確認：

固定のためのスクリューなどの位置状況がひと目で分かり、正しく挿入できます。

術中ＣＴの長所をいくつかあげてきましたが、術中ＣＴはより確実に安全な手術を行う上で、非常に有効です。このようにＣＴは、手術検査のみならず術中診断にも非常に有効です。また術後診断にも有効なことも言うまでもありません。

＊ＭＲＩ検査

ＭＲＩ（核磁気共鳴画像法）は、脊髄疾患においてなくてはならない検査です。ＣＴの発明により脊椎（骨）の診断は大きく進歩しましたが、脊髄や椎間板などは、やはり画像診断ではっきり見えるものではありませんでした。ＭＲＩの発明により、脊髄や椎間板などがはっきり見えるようになりました。ＭＲＩによって初めて脊髄疾患の画像診断が確立されたといっていいでしょう。しかし、脊髄は非常に小さいもので、なかなか良い画像を得るのは困難でしたが、最近のＭＲＩの進歩は著しく、ＭＲＩも道東では私たちの病院にし

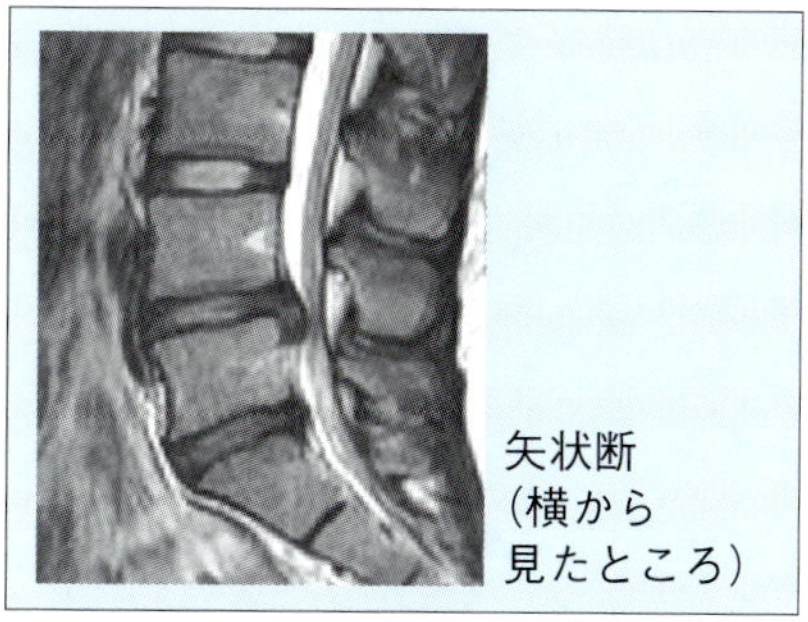

ＭＲＩ画像(椎間板ヘルニア)

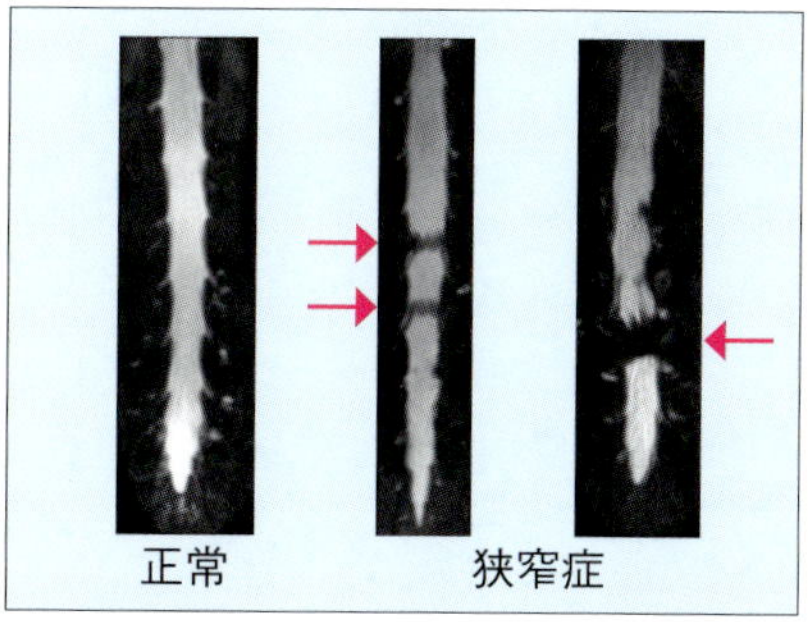

MRミエログラフィー(腰部脊柱管狭窄症)

かない3・0テスラーのものも開発され、より質の高い画像診断が可能となりました。ＭＲＩの進歩により、脊髄が見えるようになり、脊髄の圧迫された状態、脊髄そのものの損傷の状態が見れるようになり、また脊髄腫瘍も見れるようになりました。

椎間板ヘルニアもＭＲＩで見ることができるようになり、その突出した方向や大きさなども分かるようになり、手術のときの細かな戦略も可能となりました。また、腰部脊柱管狭窄症のときのミエログラフィーもＭＲＩを利用して行えるようになりました。

このように、ＭＲＩは脊髄疾患の診断に欠くことのできないものへとなってきています。

ＭＲＩはＣＴと違い、放射線を利用せず磁場における核磁気の共鳴現象を使って画像を撮ります。非常に難しい原理ですが、放射線と違って被曝の危険はありません。しかし、ペースメーカーや金属が体内に埋め込まれている人には制限される場合もあります。最近では、体内に埋め込まれる金属もチタン製など、ＭＲＩに対応できるものも増えてきています。

＊脊髄造影検査

脊髄造影（ミエログラフィー）検査は、脊柱管狭窄症や椎間板ヘルニアの手術前により詳しい情報を得るために行われます。

脊髄を包んでいる膜と膜の間（くも膜下腔）に造影剤を注入した上で、Ｘ線撮影やＣＴ撮影を行います。造影剤はＸ線を通さないため、撮影すると濃い白に写り、ほかの組織とのコントラストが鮮明になります。

しかし今は、通常ＭＲＩミエログラフィーが外来で簡単に行え、これに取って代わりました。また、より精密にはＣＴミエログラフィーといって、造影剤を注入した後、ＣＴを撮影します。非常に鮮明、詳細な画像が得られますが、ＭＲＩミエログラフィーの発達により、この検査が必要になるのは、ペースメーカーなどＭＲＩができない患者など、稀になってきています。

＊血管撮影検査

血管撮影とは、その名のとおり血管を写し出す検査です。血管撮影の検査も進歩が著しく、一昔前では考えられないほどの進歩を見せています。撮像はコンピューターが管理し、撮像位置、方向なども記憶でき、画像を比較する場合にとても便利です。〝フラットパネル〟

という画像を取り込む装置でデータを取り込むため、フィルムが必要だった一昔前とは違い、今ではフィルムレスが主流になっています。また、「バイプレーン」といって、正面と側面の画像を同時に撮像することができます。

画像はコンピューター処理され、解像度や明暗、コントラストが調節でき、拡大も自由にできるようになっています。また血管の様子を三次元化して、立体的に描出することができます。今話題の3D映画や3Dテレビのように立体感のある画像が得られます。撮影中の画像は光ファイバーで結ばれ、どこでも観察することができます。

検査方法は、X線を使って連続的に血液の流れを撮影します。カテーテルと呼ばれる1～2ミリメートル径の細いチューブを、大腿動脈（脚の付け根にある太い血管）内に挿入し、先端を調べたい臓器や部位まで進めます。そして、造影剤を注入して血液の流れを画像として映し出すのです。

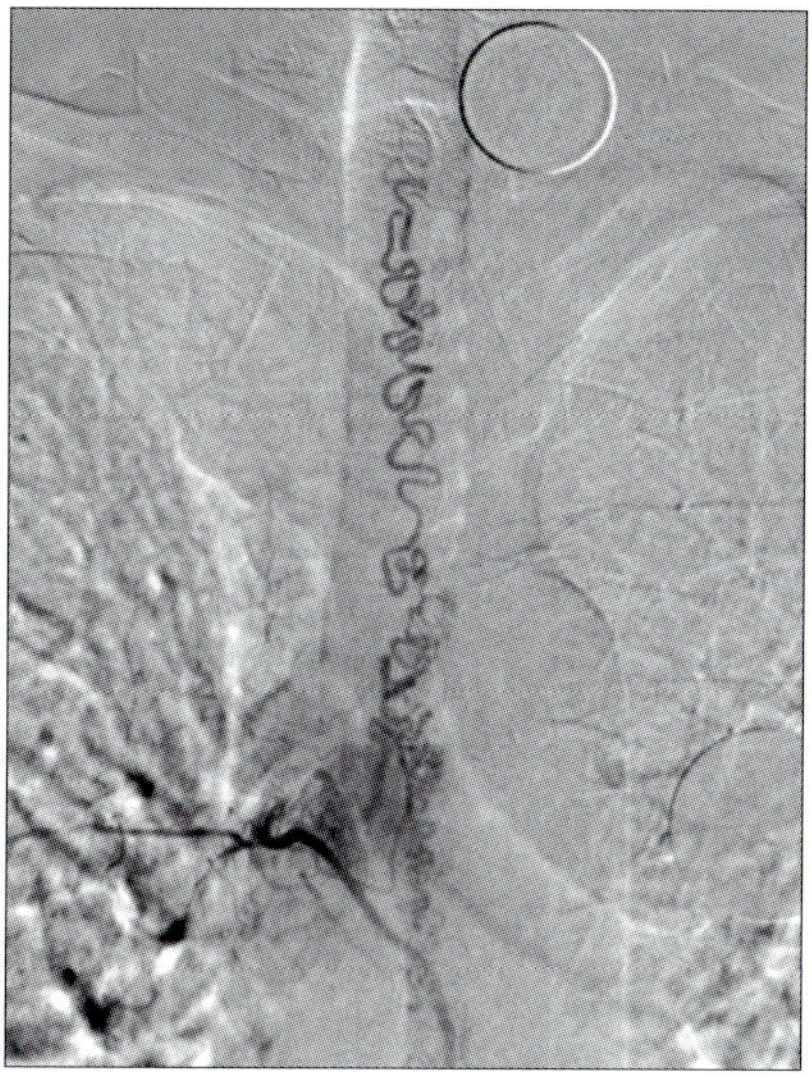
血管撮影（硬膜動静脈瘻）

画像には、骨組織や軟部組織などを消去して血管のみを描出するものと、骨組織や軟部組織なども一緒に表示するものがあります。

血管撮影もCTを利用したCTAが脊

髄の血管異常を描出するのに優れています。脊椎脊髄の疾患では、脳と違い、血管の検査が必要なことは殆どありません。しかし、血管異常を呈する疾患には、血管撮影は欠かすことができません。また、血管撮影は検査ですが、この手技を用いて異常血管を閉塞させる治療を行う場合もあります。血管撮影の進歩は同時に、血管内治療といった治療目的に種々の特殊な手技を行うのに便利な機能の開発にも生かされています。

ロードマップといって、血管撮影で見えた画像を残しておき、異常血管を閉塞するときに利用したりします。もちろん、脳や心臓の血管の場合はバルーンで拡げたりステントを留置したり、血栓を摘出したりするのに非常に便利です。この装置もフラットパネル式の良質な画像が得られる機械が開発されました。

＊骨密度

骨粗鬆症では骨量を調べる骨密度というのを調べます。これには大きく分けて二つあります。X線を使用する方法とエコーを使用する方法です。

ＭＤ法：手のX線写真をアルミニウムの基準物質と一緒に撮影し測定する方法（多くの医療機関で行われている）

ＤＸＡ法（デキサほう）：二種類のエネルギーのX線の透過性の差を利用して測定する方法（より精密な結果が得られる）

ＱＣＴ法：Ｘ線ＣＴを用いて骨密度を求める方法
ＱＵＳ法：かかとの骨を超音波が通り過ぎる速度で測定する方法（Ｘ線を使用しないので妊娠の疑いがあっても受けられる）

コラム

画像診断の発明と発達にかかわった天才たち

骨を写しだすX線のことを、レントゲンといいます。レントゲンとは、X線を最初に発見したドイツ人の物理学者の名前です。レントゲンは、50歳のときにX線を発見しました。

お腹を開いて覗かないかぎり見えないはずの骨が、パシャっと写真を撮っただけで透視できることに世の中の人はみな驚き、一斉に賛辞を送りました。

X線が医療に与えた貢献は、一言では言い表せません。レントゲン検査は画像検査の最初に行われる最も基本の検査であり、不可欠な検査です。もしレントゲン検査ができなかったら、簡単な手術すらまともにできないかもしれません。

また、X線は医学だけでなく天文学の分野や物性物理学の分野にも広く活用されています。

こうした多大な貢献によって、レントゲンは1901年に栄えある第1回ノーベル物理学賞を受賞しました。

しかし、レントゲン自身は、「レントゲン写真」とか「レントゲン線」という呼ばれ方を好まず、発見の過程で仮に付けていた呼び名「X線」を頑なに使い続けました。そういう背景があって、今でも「レントゲン」と「X線」の両方の呼び名が使われているのです。

X線が画像診断における第一のビッグバンだとしたら、CTは第二のビッグバンということができます。人体を輪切りにして内部構造が可視化できるというのは、実に画期的な発明です。脳にできた腫瘍や出血もその大きさや形や位置も、CTを撮れば一目瞭然なのですから。CTは身体の中で動きの少ない脳の専門検査機器として開発され、急速に医療現場に普及しました。そして、改良に改良が重ねられ、今では全身の検査はもちろん、心臓を養う冠動脈の検査まで行えるようになりました。CTを開発した人（コーマックとハンスフィールド）もノーベル賞を受賞されました。

またCTの原理はX線を利用したものですが、MRIは磁場を利用して画像化するという画期的なものでした。今やMRI無しに診断することは脳・脊髄関係では殆どない状況になっています。（ペースメーカーなどの機械が体内に入っているとMRI検査が出来ないことがあります）このMRIを発明した人（マンスフィールドとラウターバー）もノーベル賞を受賞しています。

画像診断の発明は単に診断が正確にできるということばかりではなく、手術などの治療結果、経過観察にも非常に有効です。画像診断の進歩は医療を変えたといっても過言ではありません。またこのように、CTやMRIが発明され大きく貢献していますが、同時にコンピュータの技術もどんどん進んでおり、その優れた性能を活用してCTが進歩し、解析機能はMRIに活用され、MRIの技術が更にCTに応用されるという技術革新がどんどん進んでいます。このような科学的な進歩の貢献も非常に大きく、忘れてはなりません。

このように、画像診断一つを取ってみても、そこにはたくさんの天才たちが関わっていることが分かります。私たちの健康は、こうした天才たち、またこれらの進歩には、数学などの基礎的学問の発達によって支えられています。科学の発達は、そのように相互の発達が噛み合って初めて可能になるのです。それを支えてきた多くの技術者たちの歴史の末にあるのだと思うと、顔も知らない彼らに手を合わせて感謝したくなります。

第3章

脊椎脊髄疾患の治療とその進歩

1 急性期は安静第一

突然激しい頸部痛・腰痛が起きたときは、まず安静が第一です。

安静の目的は、患部の炎症を抑え、痛みなどの症状を鎮めることにあります。患部を動かすことにより患部が刺激され、機械的炎症が進行する悪い循環をたちきるために安静にするのです。人の身体もうまくできていて、本能的に痛みを伴うような動きを制御するようにできているのです。ですから無理に動かないで、一番楽な姿勢をとってもらうということが重要です。本能的に楽な姿勢がわかるものです。もちろん医師や看護師などのコメディカルスタッフは、楽な姿勢を指導しますが、本人の症状を防げる姿勢が大変参考になります。また軟性コルセットや腰椎バンドを巻いて患部を安定させ、静かにベッドに横になって患部を休ませるのも良い方法でしょう。

脊椎（背骨）の病気の急性期に限っては、やはり安静が最適な治療法です。無理に身体を動かすと、脊髄や神経根の圧迫をひどくして痛みなどの症状が悪化したり、脊髄や神経の障害を引き起こす事態を招く恐れがあります。

2～3日安静にしていると、たいてい痛みなどの症状は軽くなってきます。これは傷ついてオーバーヒートしていた神経や筋肉が落ち着きを取り戻し、組織の修復に向かうからです。

身体がある程度動かせるようになったら、腰椎コルセットや頸椎カラーなどで固定・補強して、適度に筋肉を使うようにします。今度は落ちてしまった筋力を取り戻し、日常生活に復帰することが主眼になります。亜急性期といわれるこの時期は、適度に身体を動かした方がより回復が早まることが分かっています。

急性期を過ぎても安静にしすぎると、逆に筋力の低下が心配になってきます。一日中横になっていれば、若い人でも筋力が低下します。高齢者であればなおさらです。新陳代謝がさかんな若い年代であればすぐに筋力が回復しますが、高齢になると一度落ちた筋力を取り戻すのは、リハビリテーションでも困難です。長期の安静から寝たきりになる人も多いため、急性期を過ぎたら速やかに安静を解くようにします。

専門的なリハビリテーションは、急性期から開始しますが、急性期は患部に負担をかけない形で、手足の筋肉や関節の機能の維持に務めています。また早期からの離床が予後によい結果を出すことが分かっているので、いかに急性期の安静から離脱していくかも重要な問題です。

また高齢者の場合、いたずらに臥床時期を長くすると認知症などの精神症状が出現してくることもあるので、脳の刺激が非常に重要になってきます。

② 手術をしない保存的治療

脊椎の病気の大半は、数週間で自然軽快します。しかし、何度もくり返す人や慢性化する人もいます。くり返し起こる腰痛・肩こり、長引く腰痛・肩こりは、老化の一つのサインです。

40代になると新陳代謝が衰え、骨量や筋肉量が低下しはじめます。そのため、若いときと同じ生活を続けていても、身体に脂肪がつきやすくなります。いわゆる中年太りというやつです。60代で運動をしないと、1年に1％ずつ筋肉量が減っていきます。骨は運動による刺激で強くなるので、運動をしないと骨粗鬆症も進行します。つまり、体重増加による負担増に加えて筋量・骨量の低下で、背骨は悲鳴を上げるのです。特に女性の場合は、閉経後ホルモンバランスが変化して骨量の低下が著しく、骨粗鬆症になりやすいのです。骨粗鬆症の患者は圧倒的に女性に多いのです。

背骨の病気の多くは、長期間かけて徐々に進行します。そのため、経過を観察しながらの「保存療法」が治療の中心になります。

保存療法には薬物療法、装具療法、理学療法があります。いずれも効果の表れ方は個人個人で違うため、患者に一番合った方法を選択できるよう医師は適応の見極めをします。

しかし最も重要なことは生活習慣の改善です。脊柱（背骨）に悪い影響を与える生活習慣病を改善することが重要なのです。最も重要なことは姿整です。正しい姿整を保つことが良好な結果を生むのです。高齢者の方で、腰が曲がっている人がいます。今は昔より少なくなりより高齢化した感がありますが、腰を曲げている老人は腰を曲げていることが楽でそうなるのです。

腰を曲げると解剖学的に脊髄神経の通る骨の穴が広くなるのです。それで腰を曲げると楽になるのです。しかしこれも悪循環でどんどん腰が曲がっていくのです。日常の家庭の中で座る姿整の重要さを認識し正しい姿整の努力をすることが非常に大切です。

そしてそれは、年をとってからではなく、子供の時からの習慣が非常に重要なのです。小さな子供の頃から厳しくしつける事が実は一番重要なのかもしれないと最近は考えています。

片脚を組む人がいます。どちらの脚を組むかはそのひとによって相性が出るようです。これも習慣によって作られ、何時も脚を組む人は、それで脊椎（背骨）の安定が得られるように背骨が曲がって、回転してくるのです。側弯症という背骨の曲がる病気にも姿整が大きく関与しているのです。左右バランスを保つ姿整が重要なのです。脊椎疾患の患者さんの中には、何か所も、何故こんなになるまで悪くなったのかと思う方もいますが、早く対応を考える事が必要です。

＊薬物療法

背骨の病気で一番多い症状は「痛み」です。この痛みをいかに軽減するかが、治療の第一ポイントになります。

痛みというのはなかなかに厄介で、痛みの悪循環を招くことがあります。痛みの刺激によって筋肉が収縮しますが、それが続くと筋肉に老廃物が溜まって血流が悪くなり、さらに痛みを引き起こしてしまうのです。

この痛みのサイクルを断ち切る目的で行われるのが、薬物療法です。痛み止め薬として多いのは非ステロイド性消炎鎮痛剤で、外用薬（湿布や塗り薬）や内服薬（飲み薬）、坐薬などがあります。外用薬は吸収が早く、患部に効果を集中させる特長があります。内服薬はゆっくり効く代わりに効果も長く、外用薬では届かない深部にまで行き渡ります。

痛み止め薬として用いられる主な薬物の種類と効果を挙げておきます。

・**消炎鎮痛剤**……炎症を抑え、痛みを和らげます。
・**筋肉弛緩剤**……筋肉の収縮をゆるめます。
・**ビタミンE**……血行を良くし、筋肉の緊張をほぐします。
・**ビタミンB**……神経の回復を促し、しびれなどを緩和します。

そのほか、腰痛や頸痛の背景に精神的なストレスが関係している場合は、抗うつ薬や抗不安薬を処方することがあります。しかし痛みという症状は、人の身体の危険信号です。

痛いということは身体のどこかに病気があるという事を教えてくれているのです。人が様々な危険の存在する自然界で生きていくのに、自分の身体を守っていくその重要な働きをしているのが神経系です。痛いという危険信号を受信したら、いたずらに痛み止めで痛みをとるのではなく原因を調べ対策を考える事が重要なのです。

痛みをとる薬の最近の進歩

1　麻薬の使い方の進歩

麻薬は、アヘン戦争などでも有名で、麻薬に依存して、人格までボロボロになってしまうまで使用されるので国では、麻薬取締法できつく禁止しております。特に暴力団の資金源として利用されたりしており、麻薬常習者の氾濫は国の安全、国の発展に大きく影響するので厳しく制限されなければなりません。

しかし、医療の世界ではこの麻薬の鎮静作用が大きく見直され、その使用効果が大きく評価されてきております。

もちろん麻薬取締法に違反しないようにその取り扱いは厳重に制限されておりますが、その様な中でガン患者の終末期医療などで大きく貢献するようになってきています。

実際、極微量の麻薬を短時間使用することは、麻薬依存症などの習慣性には大きな影響を与えず、疼痛を除去する効果があります。実際の投与法としては、経口投与、点滴投与、硬膜外投与、貼布剤（皮膚に貼って使用する）投与、などがあります。

しかし、あくまでも様々な治療法を試みた上での重要な医学的判断の上、使用されるべきものです。今では全身麻酔の際も安全な麻酔のために、多く利用される新しい製剤もでてきており、麻薬の医学界における貢献は非常に大きくなってきております。

その他準麻薬製剤もあり、急性期の激痛時などＭＲＩ等の検査もできない状態の時に点滴して使用する場合があります。しかし薬物依存症により、病院をはしごする患者がいたりする場合もあるのでその使用は慎重でなければなりません。

２　新しい薬剤の開発

神経の痛みに対し、新しい薬が出てきて貢献しています。とりわけ最近厚生労働省から認可になったリリカという薬剤は神経からくる痛みに効果があり、大変良好な結果を出しております。

骨粗鬆症の予防と治療：カルシウム剤やビタミンＤなどが用いられていましたが、最近では骨吸収抑制を示すビスホスホネート（ＢＰ）製剤が有効性を示しております。骨粗鬆症の患者で、脊椎の圧迫骨折をおこした人の再発予防にはこの薬が最も良好な結果を出しています。早朝飲むなど服用方法に難がありましたが、これも週１回、さらに月１回飲むとよい製剤が出され飲みやすくなってきております。

また骨形成促進作用を示すＰＨＴ（副甲状腺ホルモン）製剤が著明な骨密度上昇を示すため、使用されています。

また女性の骨粗鬆症に対するホルモン製剤も開発されており使用されています。

脊椎狭窄症のくすり：高齢者社会になって益々増加する腰部脊椎間狭窄症に対する薬剤として、圧迫されている血流が悪くなっている神経の周りの血流を改善して症状を和らげるオパルモンという薬剤が有効性をなしております。しかし薬が効かないほど悪い方は、手術療法が有効となります。

＊装具療法

背骨の病気で用いられる装具には、頸椎カラーや腰椎コルセットなどがあります。カラーやコルセットは患部に巻いて使うもので、頸や腰の動きを制限して安静を保ち、自然なＳ字カーブを維持して頸椎や腰椎への負担を軽減してくれます。

頸椎カラーは頸に巻く簡易的なものと、顎下まで固定するタイプがあります。頸は可動性の高い部位なので、十分に動きを抑制するには後者が必要になります。更にがっちり固定が必要な場合ハローベストといって頭・頸・胸椎を固定するものもあります。

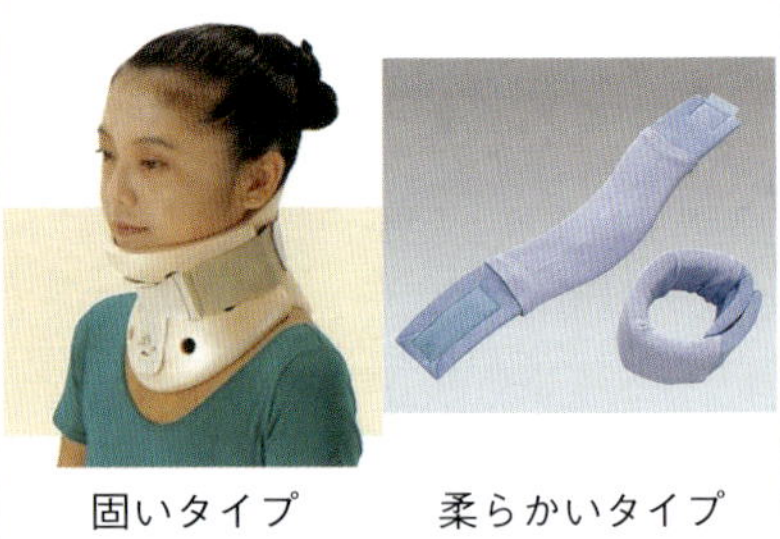

頸椎カラー

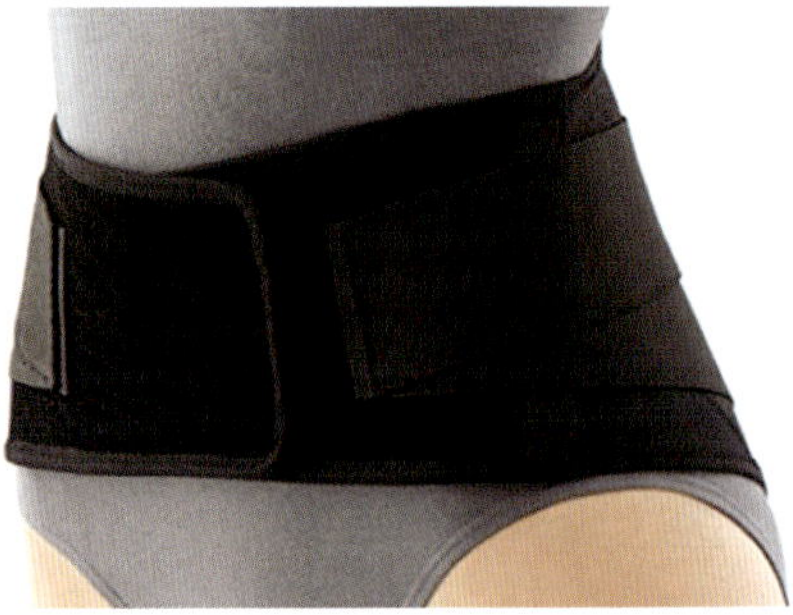

腰椎バンド

　腰椎コルセットには、柔らかいタイプと硬いタイプがあります。日常生活での動きを支えるには、弾力性のある素材でできた軟性コルセットを用います。圧迫骨折の治療には、セルロイドやプラスチック、金属などの素材でできた硬性コルセットを用いて、日常生活の動きを制限します。

　柔らかいタイプと固いタイプの中間に半硬性コルセットといって中間的な固定力を有するものも有ります。

　装具治療は、骨や筋肉を補助するには大変有効ですが、常用し続けても病気の根本的な解決策にはなりません。むしろ長期装着することで装具に頼ってしまい、筋力が衰える弊害もあります。装着は痛みの強い間だけにして、ある程度改善してきたら外し、筋肉を強化していった方がいいでしょう。

＊リハビリテーション

リハビリテーションには主に運動療法と作業療法があり、物理療法もこれに属します。急性期から症状に応じたリハビリテーションが行われます。

〔運動療法〕

運動療法の主軸は、①体幹部の筋力を増強する体操と、②筋肉や関節を柔らかく保つストレッチの二つです。

運動療法の目的は、①によって身体の支持性を向上させることと、②によって関節の可動域を広げたり、血行を改善したりすることです。①と②の両方がそろってはじめて、背骨に負担をかけない協調性のある動作ができるようになります。

しかし、筋力をアップしたいからといて、やみくもに腹筋運動をしたり腕立て伏せをしたりするのは危険です。かえって症状を悪化させてしまうことになるからです。また、ストレッチも痛みを感じるほど無理に曲げ伸ばしする必要はありません。気持ちいいと感じるくらいがちょうどいい力加減です。異常にこった筋肉を和らげ、筋肉の緊張を正常に戻すマニュブレーションも併用して行う場合も有ります。

運動療法はさまざまある他の治療法と違い、背骨の病気の予防とリハビリテーションにも役立ちます。正しい体操やマッサージを知ってもらうためにも、別の章を設けてきちんと説明することにしましょう。詳細については、第4章を見てください。

〔作業療法〕

運動療法は主に下肢の機能、作業療法は主に上肢機能改善に向け行うリハビリテーションと大まかに分けることができます。作業療法は上肢の機能改善に向け、プランニングに基づき、上肢の運動をスムーズに出来るようにします。人は手でいろいろな作業を行いますが生きていく上で手はなくてはならないものです。物をつかんだり、持ち上げたり、字を書いたり、料理をしたり、その患者さんが必要とする手の運動をできるように訓練します。ときには利き手の交換をしたり患者さんの選択に応じたプログラムを組んでいます。

〔物理療法〕

物理療法では、温熱・牽引・電気・レーザーなど物理的な手段を用いて治療を行います。中でも一番多く行われるのが温熱療法です。

温熱療法は患部を温めて血行を改善し、筋肉の緊張をほぐす目的で行われます。温湿布やホットパック（蓄熱材の入った袋）を患部に当てたり、入浴したり、赤外線や超音波、超短波などの治療器を用いた施術をします。患部にレーザーを当てる治療もあります。マッサージを併用して効果が出る場合もあり、マッサージの機器もたくさん開発されここち良さを味わえるので人気があります。

濡らして温めたタオルを頸や腰に巻いたり、使い捨てカイロを当てたり、温泉に浸かったりという行為も広い意味では温熱療法になります。

ただし、温熱療法は急性期には適しません。炎症を悪化させてしまうからです。急性期には患部の発熱を抑える寒冷療法を行うと楽になることがあります。冷湿布やコールドパック、氷のうなどで患部を冷やすのが寒冷療法です。患部が赤く腫れたり熱を帯びたりしているときは「冷やす」、慢性的な腰痛や肩こりは「温める」のが、一つの目安となります。

また、温熱療法は、妊娠している人、高血圧や糖尿病などの持病がある人にはできません。体内に金属が入っている人も超短波の治療には適しません。湿布剤が普及しており、これには皮膚から吸収される消炎鎮痛剤が含まれていますが、これにも冷たいものと温かいものがあります。急性期は冷たいものを、慢性期は温かいものを目安にしますが、患者さんの効果があると感じる方を使用するとよいと考えています。

牽引療法は、専用の器具で頸椎や腰椎を引き伸ばす治療法です。外来でできる「間欠牽引」と、入院して行う「持続牽引」がありますが、一般に牽引というと、外来で15分くらいでできる間欠牽引を指します。

頸椎では椅子に腰かけた状態で頸をやや前傾させ、上からぶら下がっているベルトに顎を載せます。そして、適度な力で斜め前方へ引っぱります。

腰椎ではベッドに仰向けに寝た状態で上半身を固定し、軽く足を曲げた姿勢を取ります。そして、骨盤に装着したバンドに適度な重りをつけて、骨盤を脚の方へ引っぱります。

頸椎や腰椎を引き伸ばして椎間板にかかる圧力を抑え、神経根を圧迫から解放してくれるので、痛みやがしびれが楽になります。ただし、牽引の力が強すぎたり、牽引の方向が正しくなかったり、牽引する際の姿勢が悪かったりすると、かえって痛みを増してしまうこともあるので注意が必要です。

痛みやしびれの原因が背骨の変形である場合は、牽引しても根本解決になりません。また、急性期で炎症がある人、強い神経症状のある人は行ってはいけません。

これらの理学療法の効果は個人によって様々で、場合によっては症状の悪化する場合もあるので、自分にあった療法を選ぶ必要があります。

＊最新のリハビリ

最新のリハビリには、ｒＴＭＳ（反復経頭蓋磁気刺激療法）と神経筋電気刺激療法があります。

ｒＴＭＳはコイルを用いて急激な磁場の変化により発生した、弱い電流で脳や脊髄を直接刺激することができます。これにより、脊椎によって圧迫され傷ついた脊髄神経の再生を図り、麻痺の改善を促します。

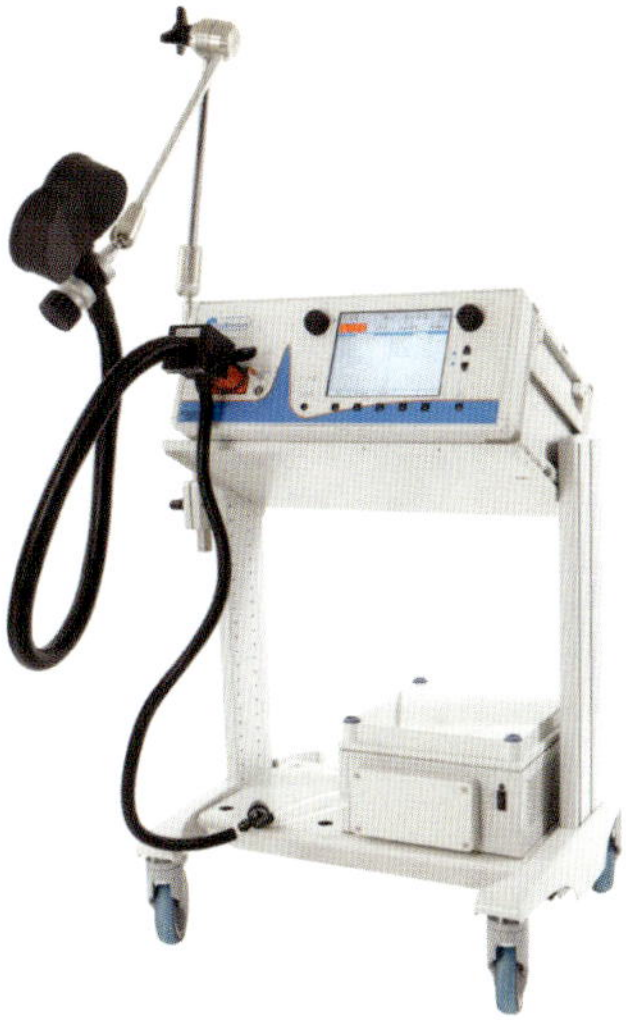

神経筋電気刺激療法は麻痺の生じた筋肉、それを支配する末梢神経を直接刺激することで筋肉を収縮させます。麻痺が生じた筋肉は弱く、収縮力に乏しいため、それをサポートすることでより効率的に筋力の強化が図れます。

これら最新の機器を活用し、通常のリハビリと併用することで運動機能の再獲得を促していきます。

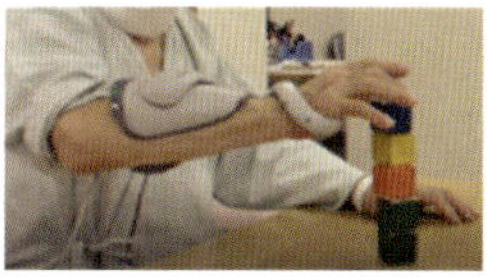

上肢

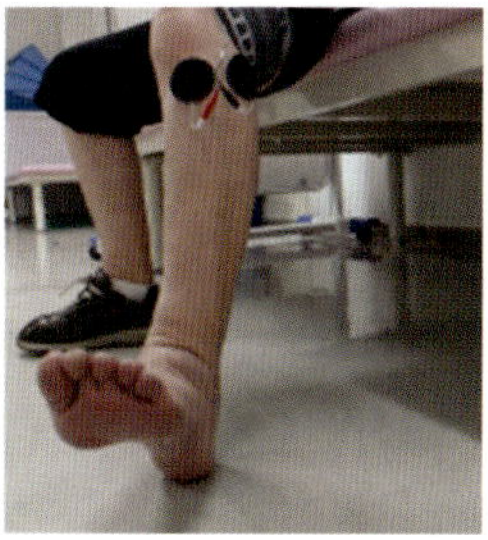

下肢

ロボットを活用したリハビリも広がりを見せています。

代表的なものにＨＡＬ（サイバーダイン社）があります。生体活動電位をとり、動きをアシストしてくれます。片麻痺にも対応しますが、脊髄損傷により両下肢が不自由な方にも免荷しながら歩かせることができます。もう一つはHonda歩行アシスト（ホンダ）です。「倒立振子モデル」に基づく効率的な歩行をサポートする歩行訓練機器です。装着しやすく、設定も容易です。

上肢訓練ロボットにはReoGoがあります。麻痺側上肢をアームに固定し、患者が運動学習を進める上で重要な観点である多様な動作のバリエーションと、細やかなアシストレベルの段階付けが可能であり、自主トレーニングができるのが最大のメリットです。

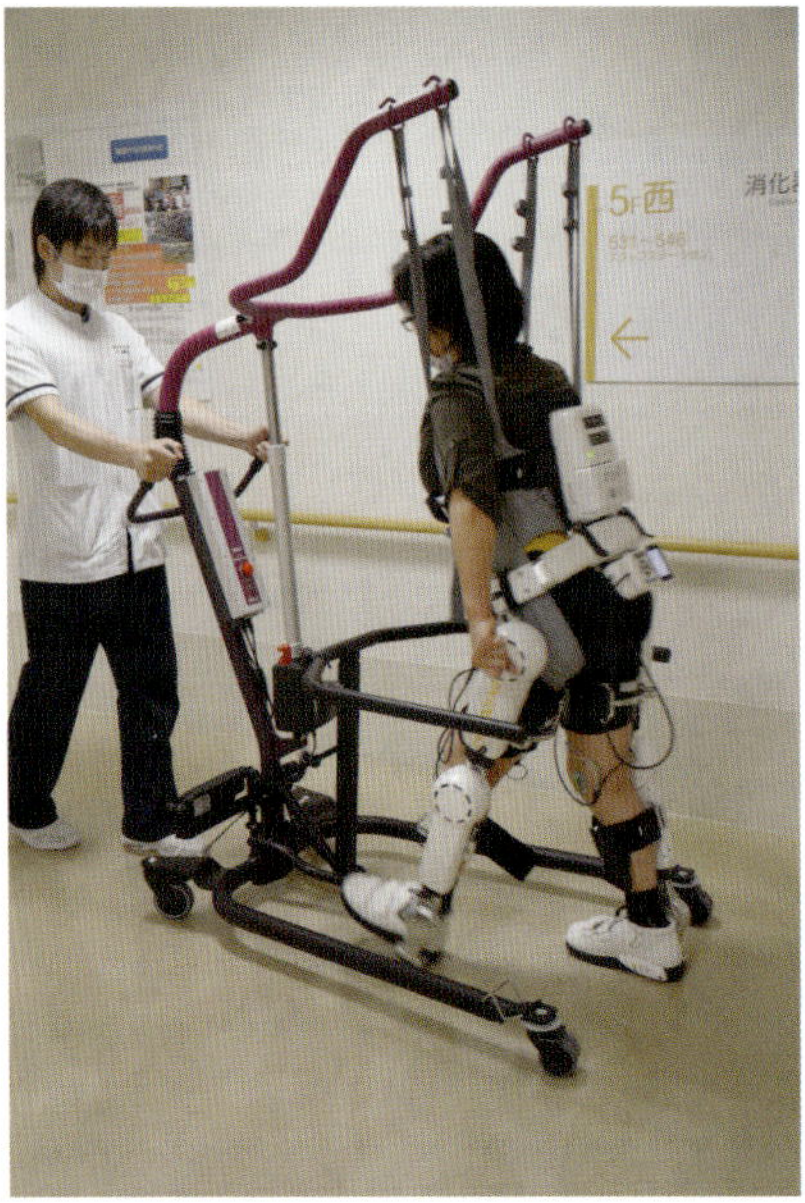

ＨＡＬ

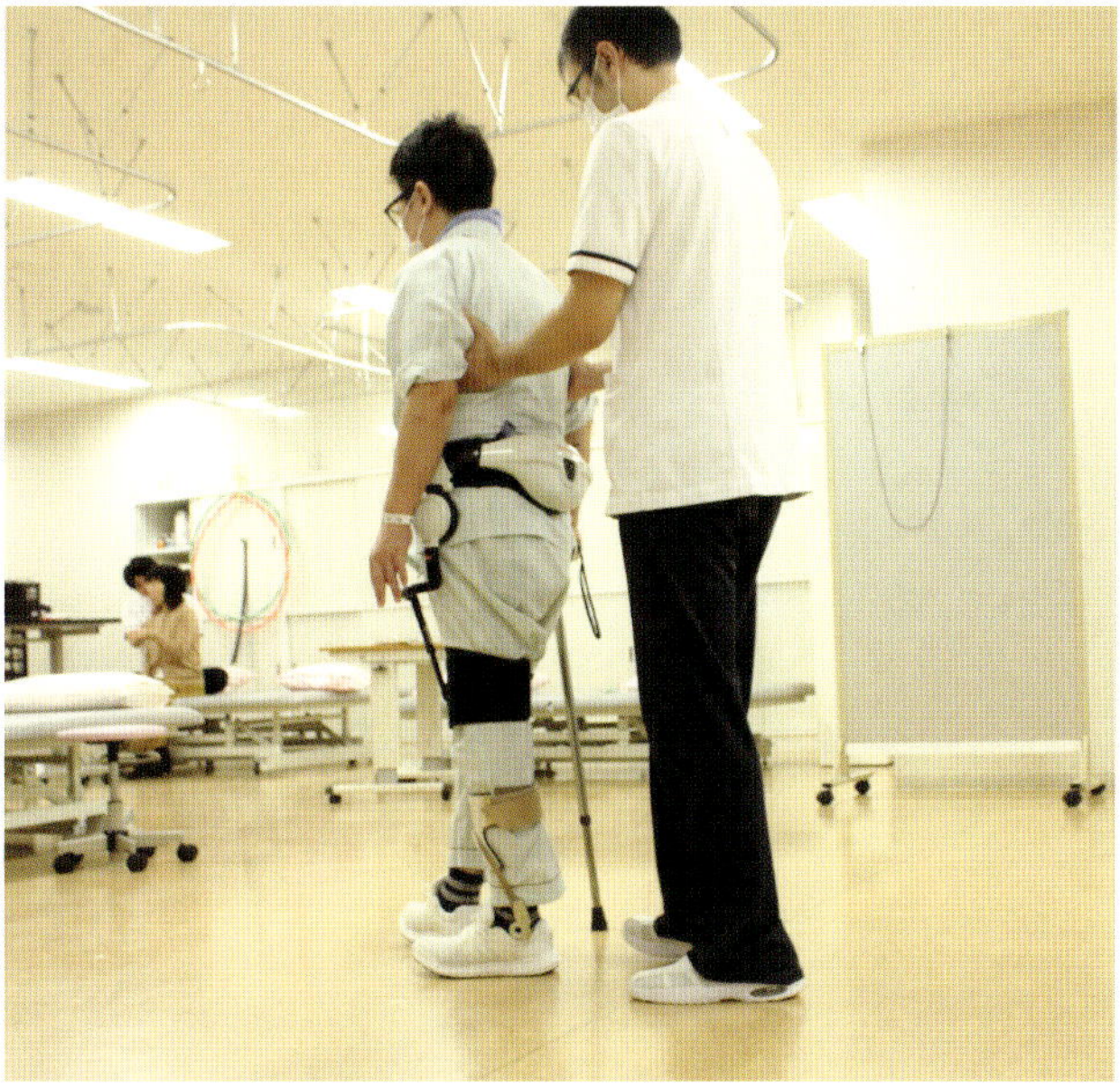

Honda歩行アシスト

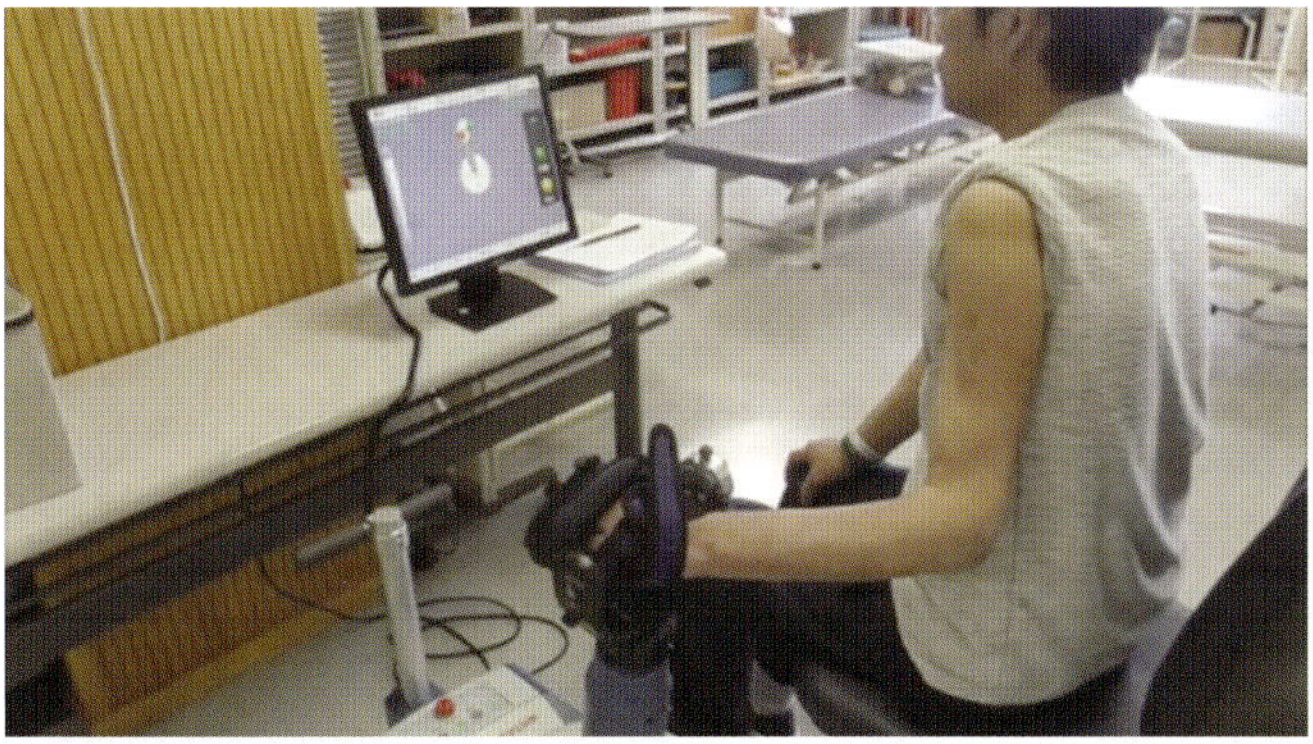

ReoGo

③ がんこな痛みを軽減する神経ブロック療法

消炎鎮痛剤などを用いても効果がなく、痛みが長引くときや、再発を何度もくり返すとき、痛みが激しいときなど、「神経ブロック療法」が有効なことがあります。

神経ブロック療法とは、局所麻酔薬を神経組織に注射することで一時的に痛みを伝える回路を遮断するものです。痛みの刺激が脳に伝わらないため、痛みを感じません。ちなみに、無痛分娩にも使われています。

ブロック療法には、「神経根ブロック」と「硬膜外ブロック」の二つがあります。

・**神経根ブロック**……X線で透視しながら、炎症を起こしている神経根に麻酔薬を注射します。またステロイド剤も注射し神経の炎症を改善します。痛みの原因である神経根にのみ作用します。

・**硬膜外ブロック**……脊髄の外側にある硬膜外腔《こうまくがいくう》に麻酔とステロイド剤をまぜた薬剤を注射します。神経根ブロックに比べて、より広範囲に作用します。

痛み止めの薬や注射は一時的に痛みを抑えてくれますが、薬が切れればまた痛みがぶり返します。ブロック療法も同様に一時的なものです。しかし疼痛というものは不思議なもので、痛みがあるとその痛むところに神経が集中して普段感じる程度の痛みでも、非常に痛く感じるようになります。痛みを感じる域値が低くなっているのです。ブロックなどで一度痛みをとり、痛みの域値を正常に戻すことにより、痛みに対する過敏症状が軽くなります。神経ブロック療法はその即効性に加え、薬が切れても（麻酔薬そのものは数十分程度で効力がなくなります）元のような痛みが戻ってこないことが多いという傾向があります。

ただし、効果の出方には個人差があり、1回の治療で痛みがとれる人もいれば、何度行っても良くならない人もあります。また、効果の出やすい人でも痛みがぶり返すこともあります。ブロックは病気を治す治療ではないので5回、10回とくり返している場合は、手術など根本的な治療法を検討した方がいいでしょう。

「痛いのではないか」と心配する声もよく聞きますが、注射をするときには針を刺す部分に痛み止めをしますし、注射針には特殊なコーティングが施してあります。実際に受けてみると、「思ったより痛くなかった」「こんなに苦痛が少ないなら、もっと早くやってもらえば良かった」という感想が多く聞かれます。

神経根ブロックは神経に入ったことを確認するため造影剤を使用しますが、このときは激痛が走ります。この激痛がいつもと同じ部位の痛みであれば、その神経根が原因ということになります。このため痛みの原因がはっきりしない場合の、病巣を確認する方法として活用される場合も有ります。

4 手術療法で根治を目指す

脳神経外科と聞くと「外科というくらいだから、すぐに切るのだろう」と思われるかもしれませんが、それは誤解です。

脳神経外科には、整形外科やその他の民間療法などを試して効果がない患者が、いわば駆け込み寺のようにして受診にくるため、結果として手術適用が多くなるということは言えます。また脊椎・脊髄の手術を行っていない整形外科で保存的治療を行ったが効果がなく、手術適応と思われる患者を紹介してくることが多いため、さらに手術件数は多くなります。しかし、あくまでも背骨の病気で手術に踏み切るケースは、痛みや神経症状などが強く保存的治療では改善が見込めない場合と、脊髄の腫瘍など早急に手を打たなければならない場合です。

一昔前までは、「背骨の手術をして下半身マヒになった」とか、「手術は成功だと言われ傷も治ったのに、しびれが取れない」など、手術中に脊髄や神経根を傷つけ、その後遺症が残ったと思われるケースがままありました。手術法やさまざまな検査機器が十分に確立しておらず、あるいは、手術に不慣れな医者が手術を担当したりして、そういう不幸な結果が招かれたのだと思います。

　しかし、最近では画像診断が飛躍的に進歩し、手術をサポートしてくれる頼もしいナビゲーションシステムも開発されています。脳や脊髄を熟知した脳神経外科医ならではの手技と経験、そして最先端の手術機器、手術中の神経機能のモニタリングの発達などにより、手術中の不測の事故や後遺症のリスクが低く抑えられているのです。また、手術法そのものも成熟して好ましい成績を残すようになりました。以前に比べてその安全性は、格段に向上しているといえるでしょう。

　神経障害には回復可能なものと困難なものがあり、脊髄の障害は一般に回復がよくありません。脊髄障害が疑われるときは、なるべく早く治療をしないと、マヒやしびれ、排尿・排便障害などが残ることになります。また、辛い痛みを騙し騙し我慢するより、いっそのこと手術をしてスッキリしてしまった方が人生をより有意義に過ごせるという見方もあります。

　手術をするねらいは、主に次の3つです。

●除圧（じょあつ）

　圧迫された神経（脊髄、神経根、馬尾神経）への圧迫を解消して、症状の緩和を促します。除圧の方法としては、神経を圧迫している原因（骨の変形や肥大した椎間関節、椎間板のヘルニア、靭帯の肥厚、腫瘍など）を取り除く方法や、神経の通り道（脊柱管）を広げる方法などがあります。

●固定

除圧だけでは症状が再発する可能性がある場合や、すべり症があって不安定性が強い場合、骨や椎間板などの組織を取り除いたことで脊椎が安定性を失ってしまう場合は、骨を移植して不安定な椎骨と椎骨を固定します。移植する骨は、患者自身の骨盤から取ってきたり、除圧の際に切除した骨を用いたりします。しかし、今は主にスペーサーの中に除圧の際に切除した骨を入れ、スクリューで固定します。数ヶ月で骨は固まります。

●矯正（きょうせい）

矯正は、外傷によって傷ついた脊椎を再建したり、背骨の彎曲をなおすために行います。矯正した位置を保つために固定術を併用して行います。

また、手術法にもさまざまあります。たとえば、頸椎の椎間板ヘルニアを切除するにしても、前方からアプローチするやり方と後方からアプローチするやり方があります。手術法は、病気の種類や病変の大きさ・位置、脊髄や神経との関係など、多くの条件を加味して決定されます。また、医師の熟練度や慣れなどの要因によっても変わってくることがあります。

しかし、多くの医師が選択する代表的な手術法というのは存在します。ここでは、標準的な手術法について、その内容を簡単に紹介しておきます。

＊頸椎前方固定術

脊髄や神経根を圧迫している病変に対し、前方から除圧をする手術です。適応となる主な病気は、頸椎症、頸椎椎間板ヘルニアなどで、特に手術リスクは高いものでありません。

①全身麻酔下で、頸部の皮膚をしわに沿って3センチほど切開します。
②圧迫のある部位の椎間板を摘出します。
③神経を圧迫している骨棘を切除します。
④椎間板の代わりに、ケージというスペーサーを入れ上下の頸椎を固定します。ケージの中には椎体から採種した骨を入れます。

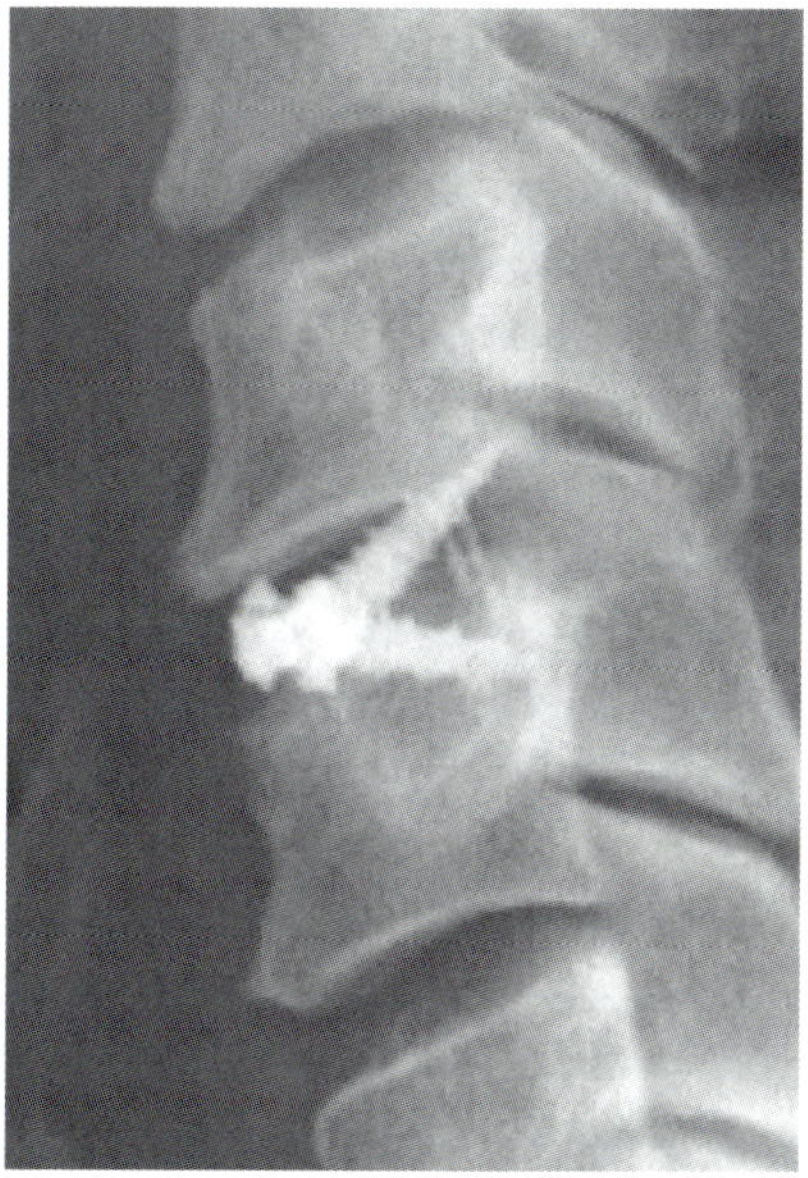
手術後

＊頸椎椎弓形成術

脊髄の圧迫が広い範囲で認められる場合には、後方からの除圧手術をします。適応となる主な病気は、頸椎症、後縦靭帯骨化症、頸椎椎間板ヘルニア、などです。

頸椎椎弓形成術には、主に次の2つの方法があります。

a 正中縦割法

①全身麻酔下で、頸の後ろ側の皮膚を10～15センチ切開します。
②椎弓の正中で縦割し
③椎弓に左右2ヶ所の切り込みを入れます。
④観音開きをするように両側に開きます。
⑤離れた骨と骨の間にスペーサーを入れ固定し、脊柱管を広げます。これによって脊髄の圧迫が解消されます。

b 片開き法

①全身麻酔下で、頸の後ろ側の皮膚を切開します。
②椎弓の片側を切り離します。

③椎弓の反対側に溝を形成します。
④切開した側の椎弓を広げ、金属で固定します。
　これによって脊柱管が広がり、脊髄の圧迫が解消されます。

＊腰椎椎間板ヘルニア摘出術

　腰椎椎間板ヘルニアに対して行う手術で、脊髄や神経根を圧迫している椎間板を切除します。

　最も基本的な手術法は「ラブ法」といわれるもので、古くから行われており、確立された手術法で実績が多く、治療成績も安定しています。
①全身麻酔下で、ヘルニアのある部分の皮膚を4センチほど切開します。
②術野を広げるために、椎弓を開窓（切除）し、周囲の黄色靱帯を削除します。
③圧迫されている神経を確認できたら、それを保護しながら、脱出している椎間板ヘルニア塊を摘出します。
　この手術法は主に整形外科の脊椎脊髄専門医が活用しています。

　脳神経外科の脊椎脊髄専門医は、ラブ法よりも低侵襲（体に負担の少ない）の手術法として、手術用顕微鏡を用いた手術を活用します。創が小さく、出血も少なく、創の治りも

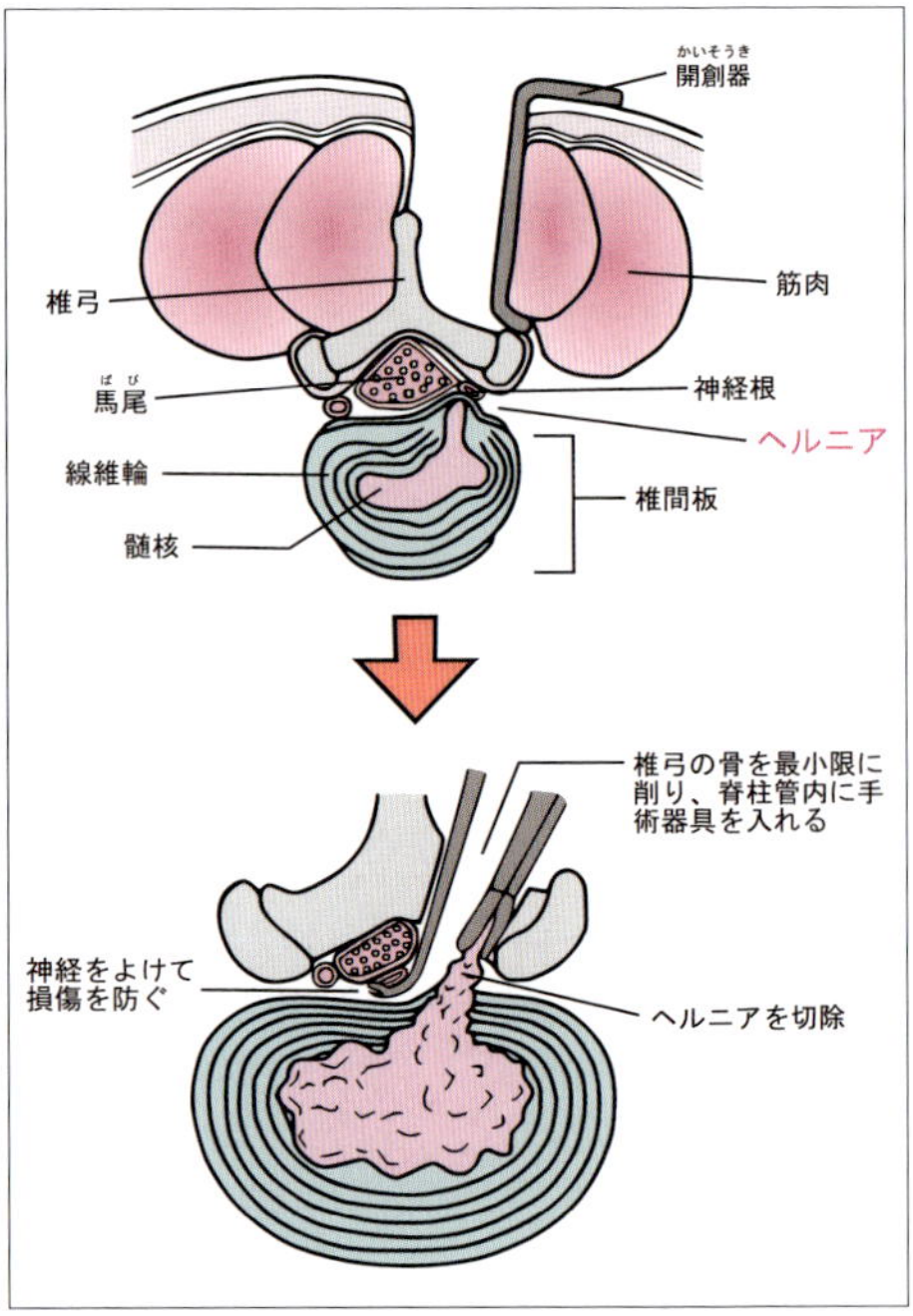

椎間板ヘルニアの手術

早いのが特長ですが、病巣が良く見えるというのが最も大きな特徴です。小さな文字を拡大鏡で見たり、老眼鏡で見ると大きくはっきり見え足りするのと同じ原理です。

手術用顕微鏡を用いて行う椎間板ヘルニアの手術は、「顕微鏡下椎間板切除術」と言います。手術のやり方自体は「ラブ法」と同じですが、狭い視野であっても拡大できるため、顕微鏡手術のほうが切開は小さくて済みます。拡大した視野で患部を確認しながら行うため、ヘルニアの取り残しや、ヘルニアの周囲の神経や血管を傷つけてしまうリスクも小さくなり、より安全で確実な手術が可能です。

手術用顕微鏡は、機種にもよりますが、現在はズームで最大40倍程度まで拡大すること

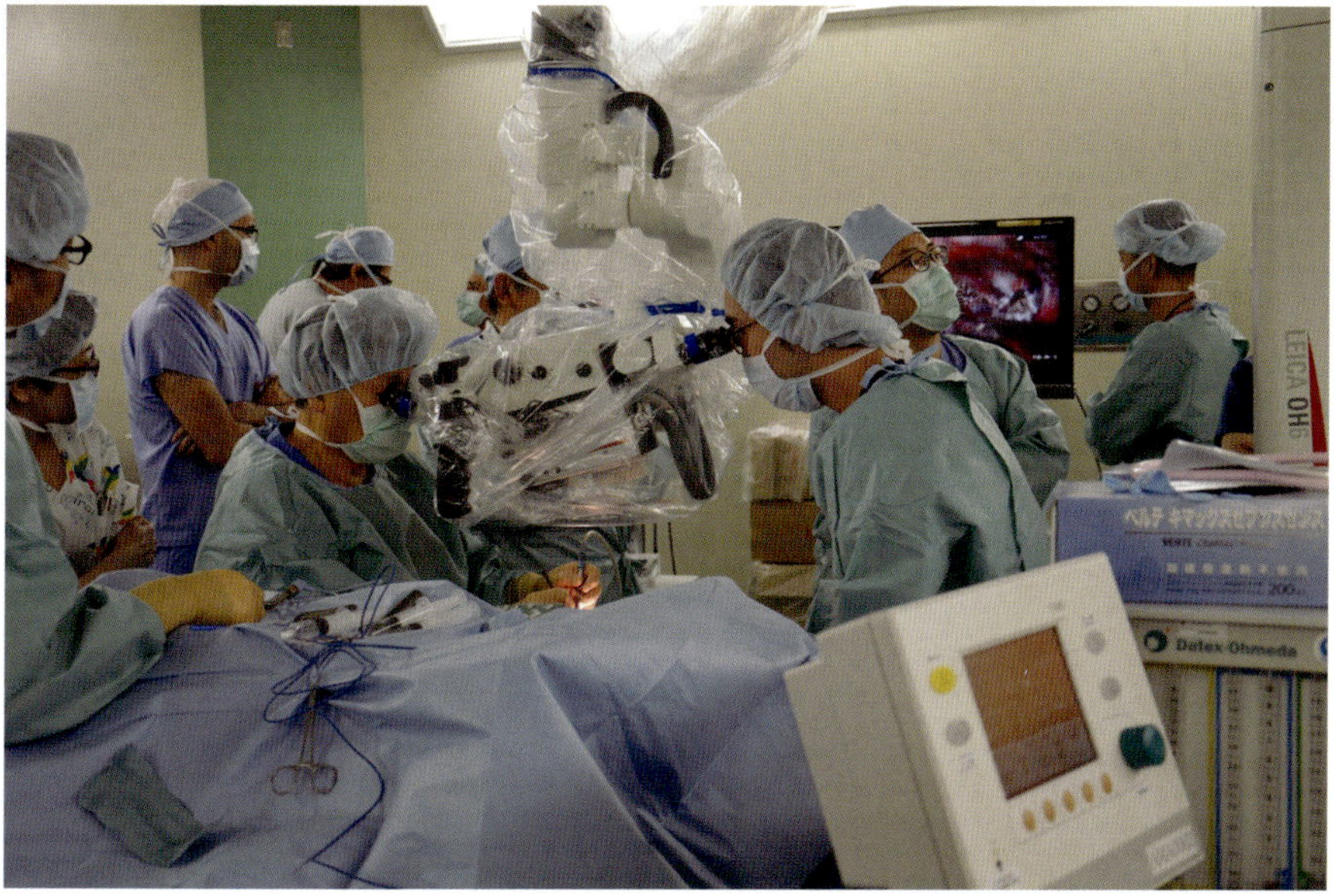

手術用顕微鏡を用いた顕微鏡下手術

ができます。また、顕微鏡の先端にはライトがついていて、視野を明るくできます。細かい部分までよく見え、手術をしていても目が疲れません。本書の冒頭でも言いましたが、この手術用顕微鏡の登場によって、より安全で質の高い手術が可能となり、脳神経外科医の〝外科医としての寿命〟は大きく伸びました。

ちなみに、手術用顕微鏡には接眼レンズが2つ付いています。術者だけでなく助手も術野を確認できるため、手術の安全性が高まります。また、若い脊椎脊髄外科医の育成にも大きく貢献しています。

手術用顕微鏡は脳神経外科の手術で発展してきたため、椎間板の手術においても主に脳神経外科の脊椎脊髄専門医が術中活用し、大変安全に確実な手術手技として定着しています。

最近では、内視鏡を用いる手術も普及してきました。

内視鏡を用いて行う椎間板ヘルニアの手術は、「内視鏡下椎間板ヘルニア切除術（MED）」と言います。1997年にアメリカで開発されて、日本には1998年に導入されました。2006年からは保険医療となっています。

MEDは、椎間板ヘルニアの手術の中でも、特に体への負担が小さい手術法として注目されています。顕微鏡下椎間板切除術では3センチの皮膚の切開が必要ですが、「MED」では2〜3センチで済みます。レトラクターという内視鏡の管が直径16〜18ミリなので、それが挿入できるだけの大きさがあれば良いのです。創が小さいということは、傷口の治りも早いということです。

その一方で、モニターを見ながら内視鏡の角度を調節したり、2センチに満たない細い管の中でメスや鉗子を操ったりなどの細かな作業をしなくてはなりません。機械や道具が揃っていればできるというものではなく、訓練が大事です。MEDを希望する場合は、豊富な実績のある脊椎脊髄専門医を探して受けるようにすべきでしょう。

①背中の皮膚を2センチほど切開します。

②そこから細い筒状のダイレクターを挿入し、徐々に筒を太くしていき、最終的に16~18ミリのレトラクターを挿入します。

③レトラクターの中を通して、内視鏡を患部まで進めます。内視鏡が捉えた映像は、モニターに映し出されます。これを確認しながら切除をしていきます。

④内視鏡の先端には25度くらいの角度がついています。真上から見るより、やや斜めから見るほうが、椎弓の奥にある椎間板がよく見えます。

④さらにレトラクターの中から手術器具を通して、必要最小限の椎弓と黄色靭帯を切除し、ヘルニアを露出させます。

⑤神経根を避けながらヘルニアを切除します。このとき周辺組織に傷をつけないよう、細心の注意を払わなくてはなりません。

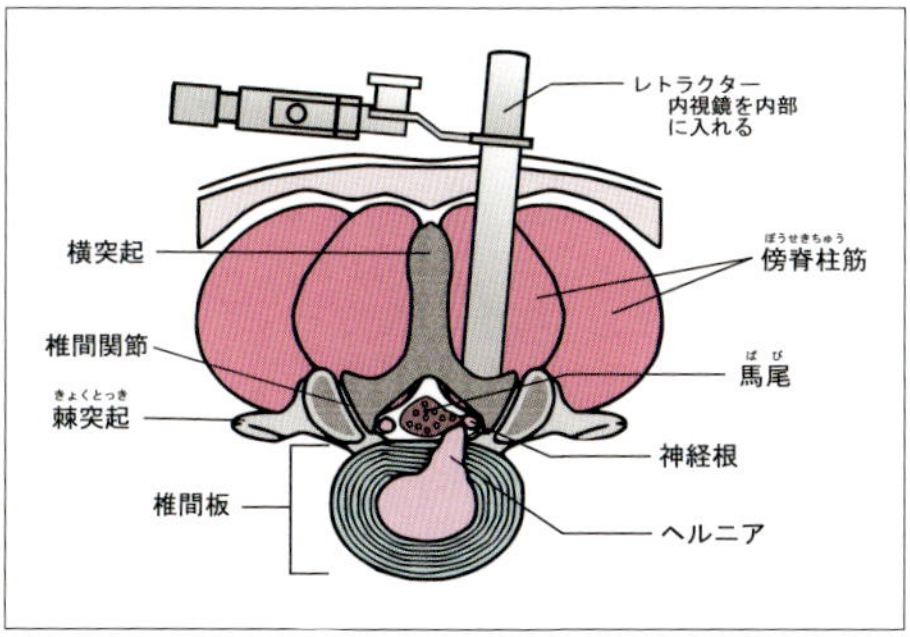

内視鏡手術

*腰部脊柱管狭窄症拡大開窓術

腰部脊柱管狭窄症の手術で最も標準的な手術法は「拡大開窓術」です。開窓というのは、椎弓を切って、窓のように開くという意味です。椎弓を開窓することで、脊柱管内の圧迫を解放します。

かつては、広範囲に椎弓を切除する後半椎弓切除術が行われていましたが、骨を多く削り取ることで腰痛の残存や脊椎の不安定が出るなどの問題もありました。現在は、症状に応じて必要な部分だけを切除する拡大開窓術が行われています。

手術時間は約2時間かかります。そのため「大手術」というイメージを持つ人もいますが、実際には出血はさほど多くありません。手術の痛みも通常2日程度で和らぎます。手術の翌日には座ったり、歩いたりすることが可能になります。

①背中の皮膚を3センチほど切開し、椎弓を露出させます。
②手術用の小さなドリル（エアトーム）、超音波吸引器（ソノペット）などを用いて、椎間関節の内側を削って窓を開けます。
③肥大化した椎間関節や椎弓を削除し、次いで肥厚して神経を圧迫している黄色靭帯を切除します。
④後方から神経を圧迫している肥大した椎間関節、黄色靭帯などを切除した後、前方から

神経を圧迫している椎間板の後方への突出がある場合、椎間板を摘出して圧迫から解放します。

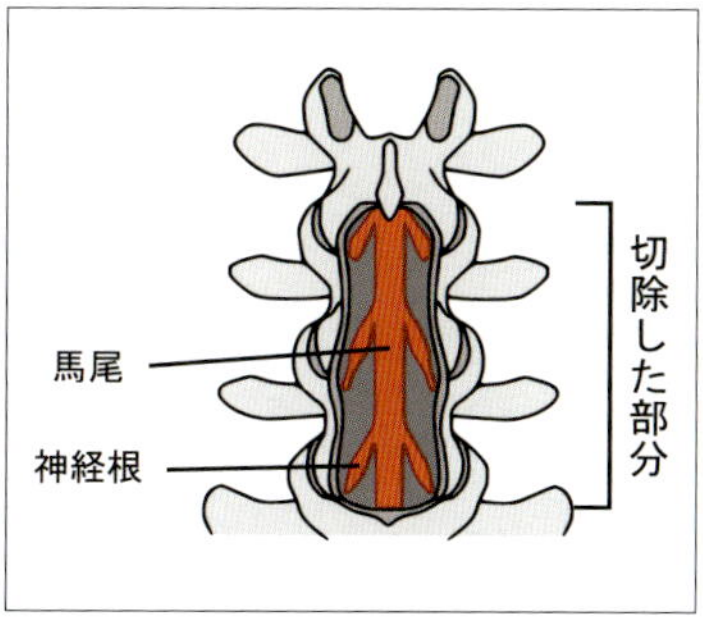

椎弓切除術

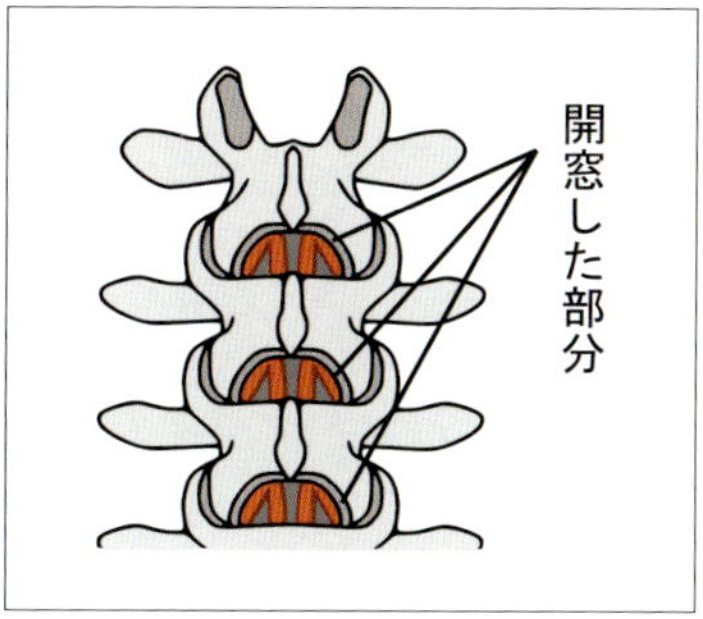

開窓術

脊柱管狭窄症の手術でも、体へのダメージが少ない内視鏡手術や顕微鏡手術があります。脊柱管狭窄症の手術で用いる顕微鏡や内視鏡は、椎間板ヘルニアで用いるものと同じです。手術のやり方は「拡大開窓術」と基本的に同じです。

低侵襲手術のため、手術当日はベッド上で安静ですが、翌日からは自分で動くことが可能です。創の治りが早いので、手術から退院までの期間も1週間ほどとなっています。

この腰部脊柱管狭窄症は、1つの椎間だけで起こるのは稀で、通常2～3、あるいは4～5椎間にまで及ぶものもあります。多椎間に及べば、その分手術に要する時間は長くなり、侵襲も大きくなります。

＊椎体固定術

脊柱管狭窄症の中でも、「変性すべり症」や「腰椎分離症」などがあるケースについては、「椎体固定術」を行います。脊椎が不安定になっている箇所をスクリューやプレートで固定し、椎体がズレないようにするのです。

術式としては、椎体の前方（お腹側）からアプローチする「前方法」と、後方（背中側）からアプローチする「後方法」がありますが、腰椎では一般的に「後方法」が普及していますが、最近では「前方法」も見直されています。

後方アプローチ

①背骨から4センチほど外側を5センチほど切開し、椎弓を露出させます。
②手術用のノミやドリル、ソノペットなどを用いて椎弓の一部および黄色靭帯を切除します。
③脊柱管内の除圧ができたら、専用の器具を用いて、狭くなっている椎間を広げ、そこにケージを挿入します。
④X線透視画像で確認しながら、椎弓根にスクリューを挿入します。ズレを起こしている椎体すべてに左右2本ずつスクリューを打ち込みます。

⑤上下のスクリューをロッドで連結させて固定します。

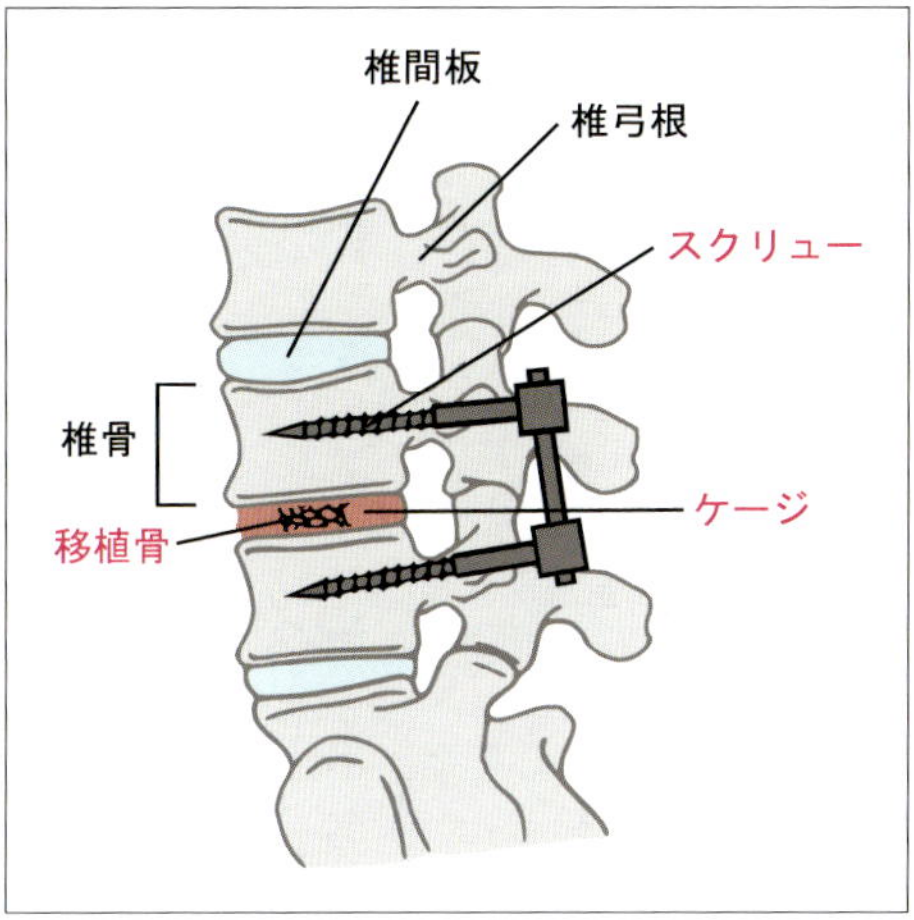

＊低侵襲腰椎前方椎体間固定術（ＯＬＩＦ、ＸＬＩＦ）

これらは海外での実績は多いですが、国内では一部の病院のみでしか行われていない先進技術です。一般的な錐体固定術は背中側からアプローチするため、周辺の筋肉組織に少なからずダメージがあり、からだへの負担が大きいものです。それに対して２０１２年に日本に導入された、腰椎前方固定用のケージによって腹部の横数センチの傷から挿入することが可能になりました。この手法により後方からだと避けられなかった筋組織へのダメージを最小限に抑えることが可能となり、大野記念病院（札幌市）などの国内でも最先端の病院で積極的に実施されています。

当院でもこれら最先端の技術を用いて、難易度の高いとされる脊椎変形（側弯症、後弯症）や脊椎外傷に応用しています。

＊脊髄腫瘍摘出術

脊髄内にできた腫瘍を取り除く手術です。適用となる主な病気は、脊髄腫瘍、脊椎腫瘍です。脊髄を露出させての手術になるため、細心の注意が必要になります。

①腫瘍の発生した部位の皮膚を切開します。
②椎弓を切り開いて、神経を包んでいる硬膜を露出します。
③さらに硬膜を切開し、脊髄や神経を露出します。
④良性の髄外腫瘍の場合は、脊髄や神経と腫瘍をていねいに剥離《はくり》して腫瘍を摘出します。
髄内腫瘍の場合は、脊髄の正中に存在する溝を広げて腫瘍に到達し、摘出します。

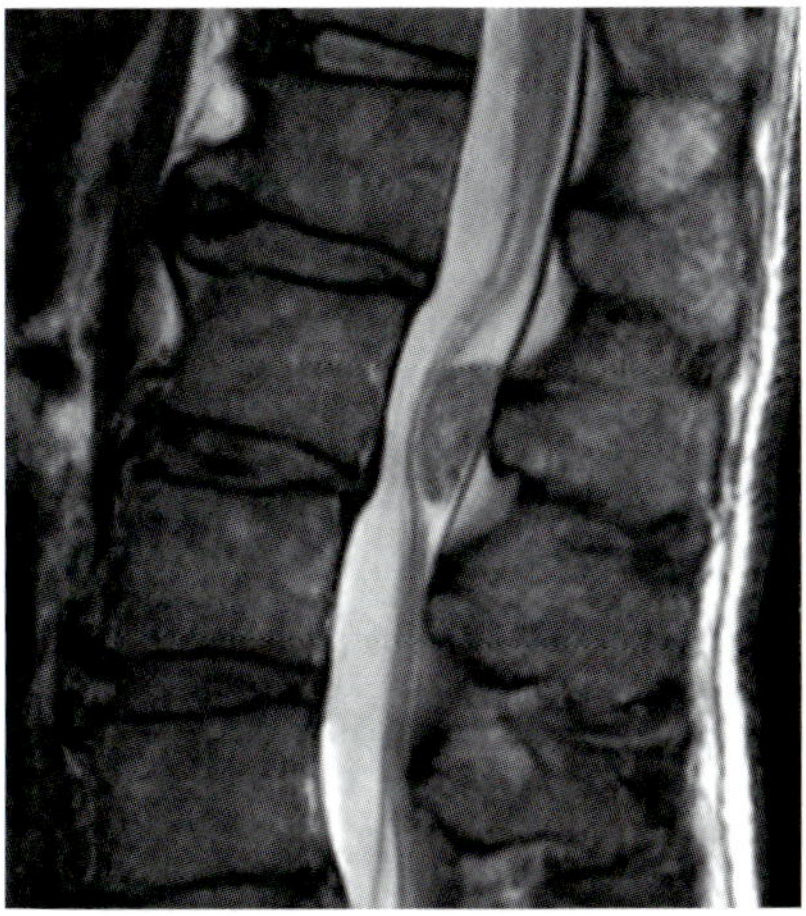

硬膜内髄外腫瘍

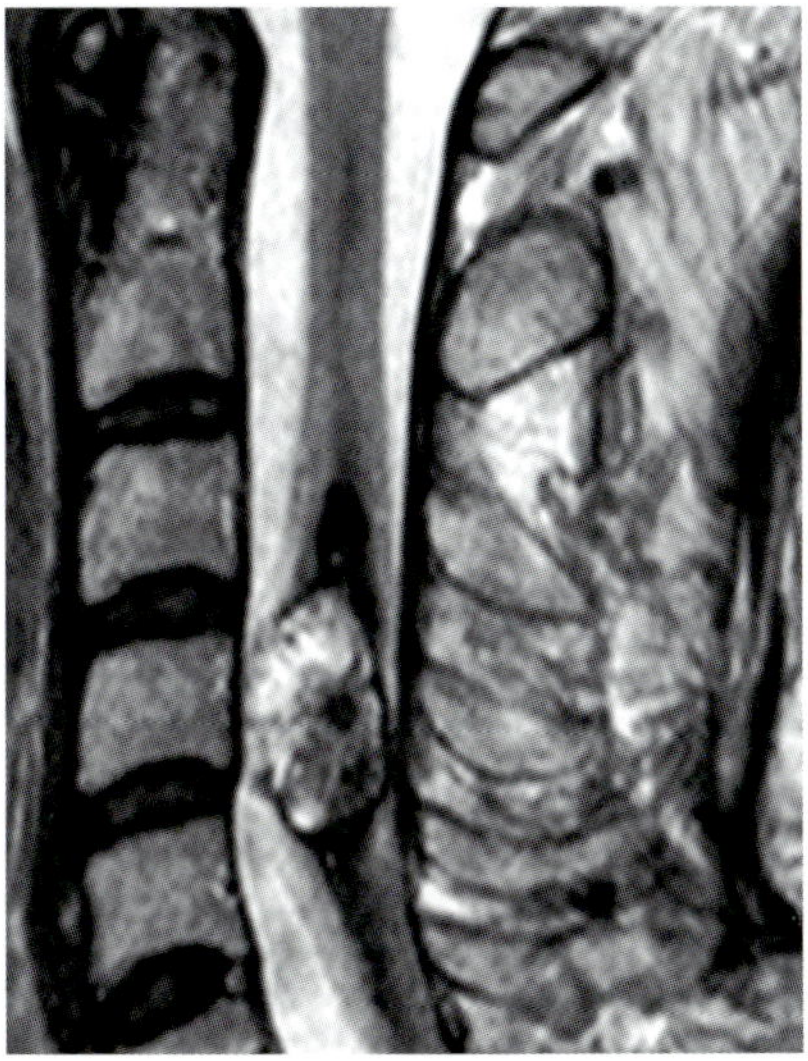

髄内腫瘍

5 手術の精度と安全性を高めたナビゲーション手術

中枢神経に迫る背骨の手術では、病変の大きさや形、場所などを正確に把握し、最も安全で的確なアプローチをすることが非常に重要です。そのため、病変とメスの位置関係をリアルタイムで示してくれる「ナビゲーション手術」は術者にとって大変頼もしい武器になっています。

車でドライブするとき、現在地と目的地を入力するとカーナビゲーションが、目的地までの最短ルートを教えてくれます。そして、現在地が変わることにリアルタイムで情報を更新します。

それと同じようなナビゲーションシステムを用いて行う先端医療が「ナビゲーション手術」です。ナビゲーション手術では、一般的には事前にコンピュータに取り込んでおいた頸部もしくは胸部、腰部のＣＴ画像が３Ｄで表示されますが、私たちの病院では手術室にＣＴがあるため、手術の体位でＣＴ画像が表示され、より精密です。そして、切除したい部分を指定すると、メスをどこの位置から、どの方向へ向けて、どのくらいの深さまで侵入すればいいかが示されます。つまり、病変部が目的地で、メスの先が現在地ということになります。

病変部と周辺組織が立体的に捉えられるため、取りにくい場所にある病変でも、重要な神経や血管を傷つけることなく安全に取り除くことができるようになっているのです。

たとえば、脊髄腫瘍の手術では、内臓の手術のように「悪いところの周囲を含めて多めに取る」というわけにはいきません。神経組織を大きく切除すれば、その神経が支配している領域の機能が失われてしまうことになるからです。そうした事態を回避するには、病変だけをピンポイントで過不足なく切除しなければなりません。

こうした要求に応えるために開発されたのが、ナビゲーション手術です。脳神経外科の手術で幅広く使われており、脳卒中や脳腫瘍などの治療にも大いに役立っています。

どうして頚部や胸部、腰部を立体的に描出することができるのかというと、そのメカニズムはこうです。

手術を受ける患者の手術部位に数個のマーカーを貼り付けた状態で、ＣＴあるいはＭＲＩの検査をします。１ミリ間隔の断層撮影を行い、画像データをコンピュータに入力すると、３方向の断面画像と立体画像が描出されます。そこで、一緒に撮った数個のマーカーとの位置関係を入力すれば、病変部を含む立体画像をモニタに創出することができる仕組みです。

また、ポインタを使うことで、手術している部位が画像上のどこに相当するのかが分かります。ポインタには発信装置が付けられていて、そこからの信号をナビゲーション本体のアンテナが受信し、リアルタイムで現在地を示してくれるのです。

しかしながら、モニタ上の画像と現実が完全に一致しているとは限りません。元になるＣＴ検査から手術までの期間に病変が変化していたり、患者の身体を手術台に固定する際に微妙に角度がずれたりするためです。この点については、手術室にＣＴを備えることで解決されますが、経済的問題で日本ではまだ数カ所しかありません。

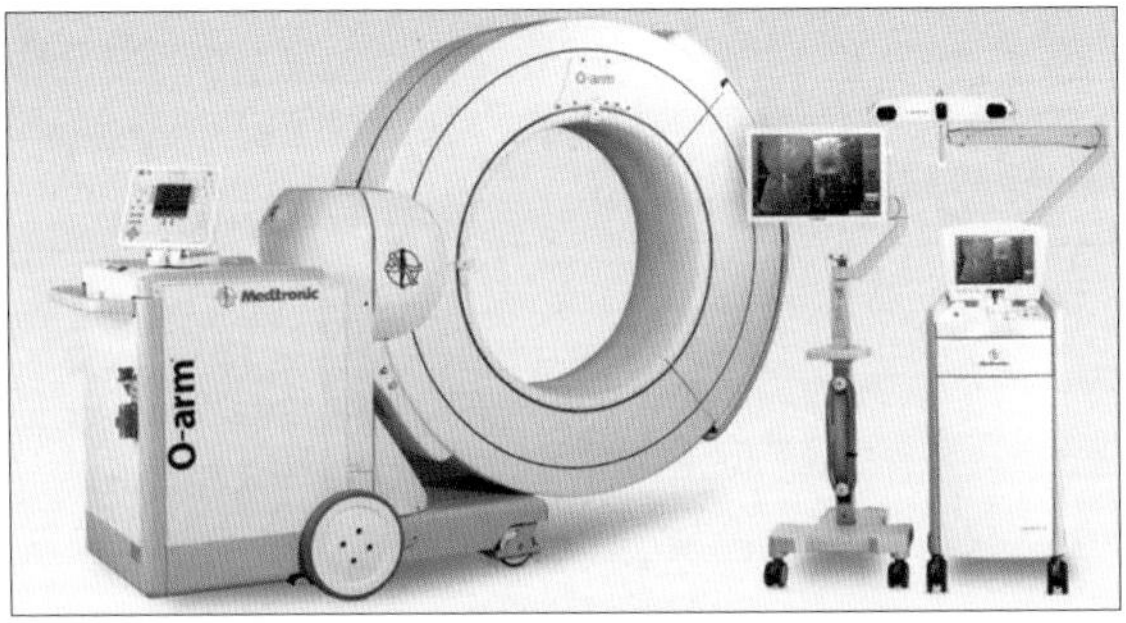

ナビゲーション手術を可能にするO-arm

この技術が開発されるまでは、術者はレントゲンやＣＴ、ＭＲＩなどの平面画像を見て、頭の中で立体イメージを組み立てていたのです。術者の経験と勘と腕が確かであれば、ナビゲーションにのみ頼る必要はありませんが、私は大変有用で愛用しています。

ナビゲーション手術が画期的なサポートシステムであることには疑いがありません。このシステムのおかげで、術者の負担は軽減され、手術そのものもスピーディーに完了することができるようになりました。また、取りにくい場所にある病変も、安全かつ確実に切除できる確率が高くなりました。それは、ひいては患者自身の負担減にもつながっています。

しかし高価な設備でどこにでも準備されているものでもありません。

コラム

よい医者選びのポイントとは？

手術に踏み切るか否かは、患者にとって大きな決断です。背骨の手術は中枢神経に迫るため、「後遺症が残るかもしれない」という不安が、最初に患者の頭をよぎります。また、仕事上の都合や一緒に暮らす家庭の事情などもあるでしょう。それらが複雑に絡まって、なかなか決断できないという場面によく遭遇します。

しかし、手術をすることを選ぶにしても、しないことを選ぶにしても、納得した上で選んで欲しいと思います。十分に話し合い、よく考えた末に「後遺症の危険がある手術をするより、保存療法で現状を維持したい」という意見に至ったならば、それを否定はしません。ただ、手術のメリット・デメリットをよく理解しないで、「手術が怖いから」とか「手術よりブロック注射の方が、何となくよさそうな気がするから」といった理由だけで、手術を拒否するのは待っていただきたいと思います。

一生を左右するかもしれない手術であるからこそ、患者と医師、そして患者の家族が一緒になって問題に向き合うことが大事です。

・どのような手術なのか
・ほかの手術法もあるのか
・手術でどの程度、症状が改善するのか
・手術しないと、どのようになるのか
・薬の副作用や手術による合併症についてはどうか
・退院やリハビリ、仕事復帰までの期間

はどのくらいか

・費用はどのくらいか（保険適用できるかどうか）、など

こういった項目について、患者は医師から十分な説明を受ける権利があります。医師は患者に十分な説明をしなければならない義務があります。医師が患者に十分な情報を提供し、患者の同意を得ることをインフォームド・コンセントといいます。

手術に対して少しでも不安や疑問があるなら、積極的にそれを医師にぶつけてください。たいていの医者は自分の患者が笑顔で元気に帰っていくことが喜びですから、あなたの不安をきちんと受け止め、共に最良の策を考えてくれるはずです。ただ、稀にではありますが、面倒くさがったり横柄な態度を示したりする医者もいます。もしあなたの問いに対して真摯な姿勢を見せてくれない主治医であれば、その医者に手術をお願いするべきではないかもしれません。

また、セカンドオピニオンとして、別の病院で診察をしてもらうのもいいと思います。医者を変えることが目的ではありませんが、より確かな情報を得て、より良い結論を導き出すために、ほかの専門医に意見を求めるのは大切なことです。

セカンドオピニオンを取るときには、通院中の病院での診療情報（各種検査のデータ、X線やCTなどの画像）と紹介状を持って、次の受診先の病院に行くことになります。「セカンドオピニオンを取りたいから」といえば、病院で出してくれるはずです。

いま診てもらっている医者への気兼ねから、セカンドオピニオンを言い出しにくいという人もいるかもしれません。し

かし、医師の間でセカンドオピニオンは、もはや常識になっています。「いろんな専門医の意見を聞いて、納得した上で治療を受けてもらいたい」というのが、多くの医者の願いです。

大切なのは、あなたが元気になることです。医者はあくまでも「元気になりたい」というあなたの思いを実現するために、専門的な知識と技術でお手伝いをしているにすぎません。どうぞあなたが一番自分らしく生きられる道を、専門家の力を借りながら一緒に探して見つけてください。

また現在の医学レベルは非常に高度に発達したもので手術実績というものも各病院で結果が出ています。昔は車椅子になるのと歩いて帰れるようになるのは五分五分でという術前のオリエンテーションがある場合もあったようですが、今時五分五分の成績で手術をやっている施設は皆無といって良いでしょう。

90％以上は歩行して帰れるのが普通です。悪性の脊髄腫瘍を除きますが。

我々のところで手術を受けられる方は口コミが多い様です。家族、知人等結果が良かったので口コミで拡がった結果だと思います。このような評判も重要なのかもしれません。

第4章

脊椎脊髄疾患のリハビリテーション

1 術後の機能回復と代償訓練

現在の日本では、背骨の手術法が確立されており、神の手をもつ外科医でなければ治せないというケースはほとんどありませんが、専門の経験豊富な医師でなければ適切な判断に基づく手術は困難です。

医師選びは大変ですが、やはり判断のよいところは手術件数が多いようです。

背骨の手術は、神経を圧迫している組織（椎間板、骨、靭帯、腫瘍など）を除去し、場合によっては脊椎の固定や矯正を行なって、神経がストレスなく機能できる環境にするものです。つまり、神経そのものを治療するものではなく、神経機能の回復を助けるのが手術の目的です。手術の対象となる主な疾患には椎間板ヘルニア、脊柱管狭窄症、変形性脊椎症、靱帯損傷、骨折などの外傷、脊髄腫瘍などがあります。

したがって、もし神経そのものがすでに機能を完全に失っている場合は、手術をしても神経機能の回復が困難な場合もあります。

人間の身体というのは不思議なもので、「まず機能回復は無理だ」と思われた患者が、驚くほどの復活を見せるケースもあります。

最初に経験したのは頸髄損傷で四肢麻痺、呼吸筋麻痺もあり、全く寝たきり状態になった患者さんで確か富山から北海道に仕事できていた人でした。機能回復は無理だろうと考えられておりました。実際一カ月ぐらい全く症状の回復がなかったのですが、その後徐々に回復が見られリハビリの効果もあり、歩いて帰るまで回復しました。最近でも後縦靱帯骨化症で頸髄損傷になり四肢麻痺になった患者さんで、急性期に手術をおこない、リハビリテーションを続け、障害はあるものの何とか歩いて帰れる状態まで回復した人もいます。

急性期には高圧酸素療法を行うのですが、酸素タンクの中で最初にちょっとした動きがみられた人が何人かいます。しかし基本的には脊髄損傷で四肢麻痺の場合、症状が残る人が殆どで回復するのは非常に稀であるといえるでしょう。

手術によって症状がどの程度回復するかは、年齢、神経の障害の程度、神経が障害されていた期間が関係しています。

若い患者であるほど、神経の障害が軽いほど、症状が出てから手術までの期間が短いほど、神経は良い回復を示します。

痛みについては、たいてい術後すぐに軽減・消失します。しびれは改善しにくい症状の一つで、若干症状が残る場合が多いようです。神経症状は一般に手術直後に大幅な改善が認められ、その後は月単位でゆるやかに回復していきます。術後1年くらいは何らかの改善がみられます。

機能回復のための訓練は、術後のなるべく早い段階から始めるのがいいとされています。手術の次の日から積極的に動くように言われるのは、そのためです。

リハビリテーション（回復訓練）の目的には、主に二つがあります。

一つは、失われた機能を回復してＡＤＬ（日常生活動作）を取り戻すことです。たとえば、手足を動かせるように訓練するのは、衰えた筋肉を鍛え、固まった関節を柔らかくして、元通りに動かせるようにするのが目的です。

もう一つは、残存能力の開発です。たとえば、右手が動かなければ左手に利き手を変えるなど、今ある機能を活かして失われた機能をカバーするのが目的です。

いずれにせよ、リハビリテーションは長期的な視野で行う心構えが大切です。なかなか思うように動かないからといって諦めてしまっては、そこで終わってしまいます。また、たくさんやればそれだけ結果が出るというものでもありません。

短期間にたくさんやるより、毎日少しずつやる方が機能回復には効果的です。そして、具体的な目標を決めると、それに向かって頑張ろうという意欲が長続きします。

リハビリテーションの秘訣は、「焦らず、投げやりにならず、無理をせず」です。これは患者本人だけでなく、患者を支える家族にも言えることです。

自分で自分の身体が思うようにならないと、患者はどうしても悲観して塞ぎこんだり、自暴自棄になったり、家族に八当たりしたりしがちです。だからといって周りもそれに同調して揺れていては、余計に患者を追い込んでしまいます。

家族はゆったりとした気持ちで構え、見守る姿勢を貫いて欲しいと思います。家族がそこにいてくれるというだけで、患者は安心してリハビリテーションと向き合うことができます。

「リハビリテーションとは一生のお付き合いだ」というくらいの気持ちで、気長に前向きに、そして自分にあったペースで取り組んでいただきたいと思います。

❷ 再発予防のための運動療法

腰痛や肩こりは、くり返したり慢性化したりすることの多い病気です。正しい運動療法を行うことで、現状を改善し再発も予防することができます。

運動療法の二本柱は「体操」と「ストレッチ」です。体操は筋肉を増強させ、ストレッチは関節の可動域を広げます。筋肉をバランスよく鍛えると同時に関節を適度に緩めると、骨格が正しい位置に戻り、背骨の自然なS字カーブが維持できます。

ただし、体操やストレッチは、痛みの強い急性期には禁物です。きちんと痛みの原因を見極めたうえで、原因に応じた体操やストレッチを行うことが大切です。年齢や元々の筋力、関節の状態などを考慮して、無理のない範囲で行ってください。

＊背骨を支える体幹の筋肉を増強する体操

腰痛や肩こりを改善・予防するには、体幹筋（たいかんきん）を鍛えます。体幹とは、人間の身体の軸となる背中、骨盤、お腹などの胴体部分のことで、体幹筋はそこに属する筋肉をいいます。体幹筋は大きく2つに分けられます。一つは表在筋で腹直筋、脊柱起立筋、大殿筋などでもう一つは深層筋で腹膜筋、腹斜筋、多裂筋などです。腰痛のある人は、この表在筋と深層筋をバランスよく強化します。肩こりのある人は、特に僧帽筋（そうぼうきん・肩から背中かけての筋肉）と三角筋（さんかくきん・肩の筋肉）の強化を図ります。

体操は漫然とやるのではなく、鍛えたい筋肉を意識すると正しく力が入ります。

「体操」の目安は各動作3分ぐらいの計10分程度の運動となります。決して無理することなく楽に行うように心がけます。特に呼吸に注意し、曲げるときは息をはき、伸ばすときは息を吸うようにします。

「ストレッチ」は無理に引っぱったり、はずみをつけたりしてはいけません。無理をせずゆっくりと深呼吸しながら行います。伸びている筋肉を意識して、そこがゆるむように再度伸ばします。ポイントは同じ方向ではなく、少しズラすようにするとゆるみます。

腰痛に効く体操

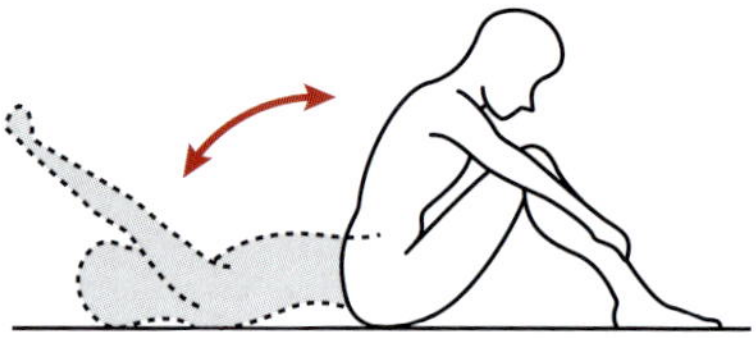

①**腹筋強化**

両膝を両手で抱きかかえるようにして、体を起こしていきます。このとき、腹部に力が入るように意識しましょう。

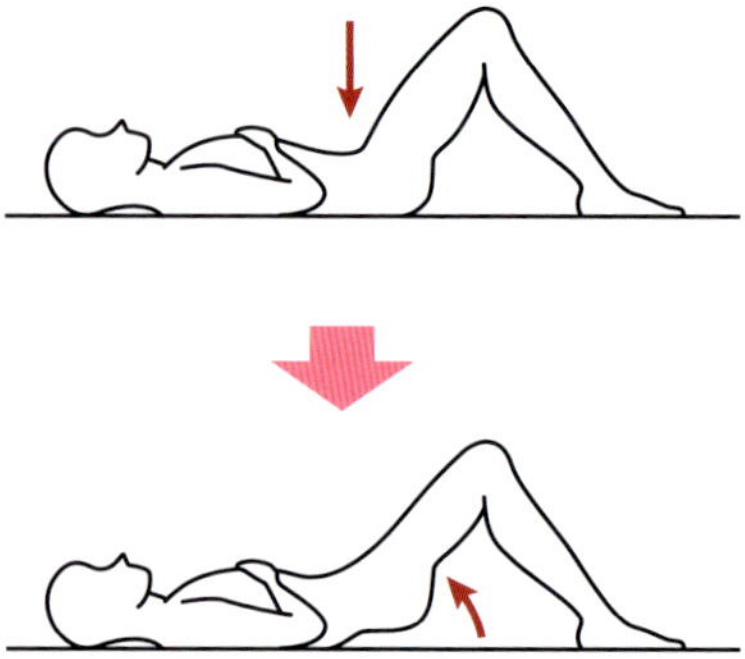

②**骨盤後傾**

背中を地面に接地したまま、おしりを挙げていきます。このとき、おしりと腹部に力が入るように意識しましょう。

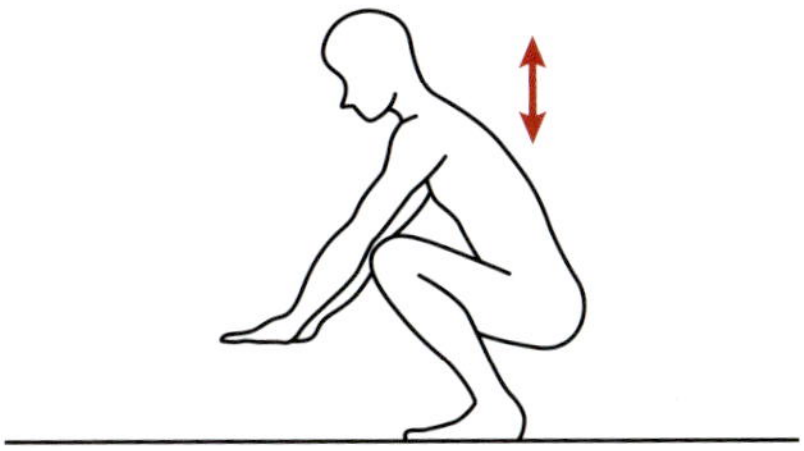

③腰背筋伸張と膝伸筋強化

できるだけ膝が開かないように姿勢を保ったまま、しゃがみます。

このとき、踵が地面から浮かないように注意しましょう。

④深層筋強化

ゆっくり息を吐きながら腹部をへこませます。座位・仰向け・立位どの姿勢のときも腰部が床や壁に接地知るようにします。

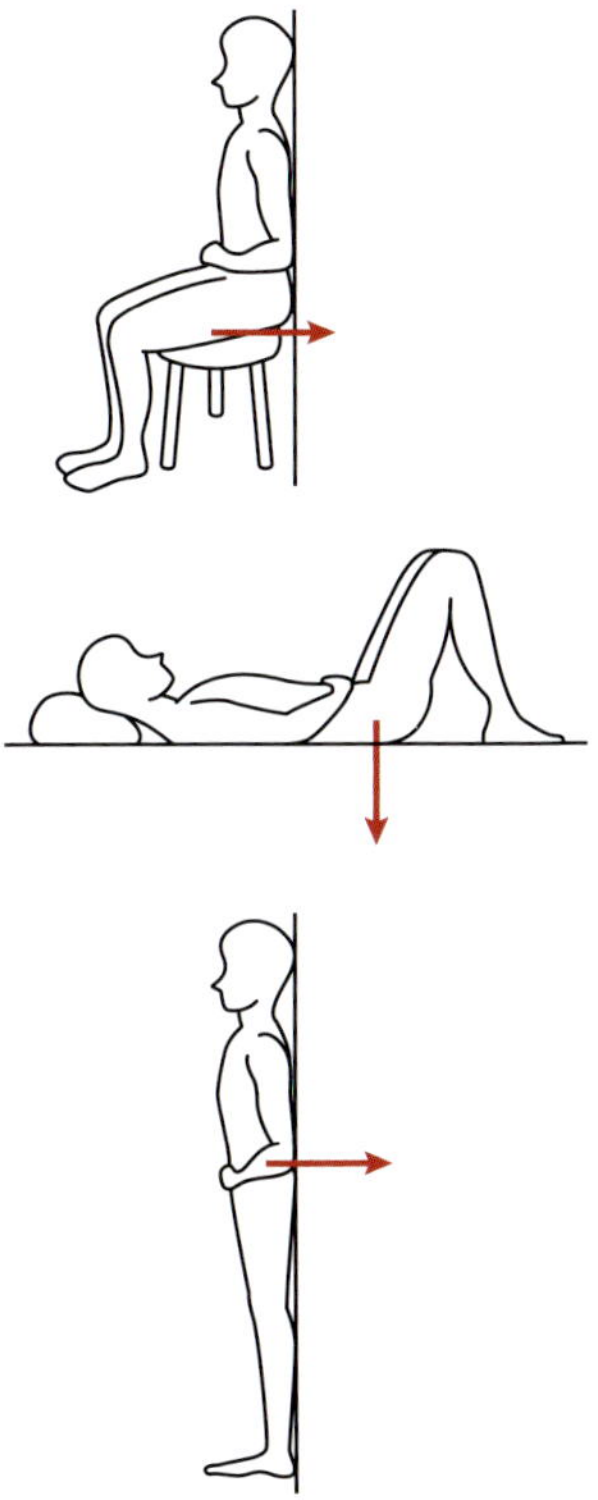

肩こりに効く体操

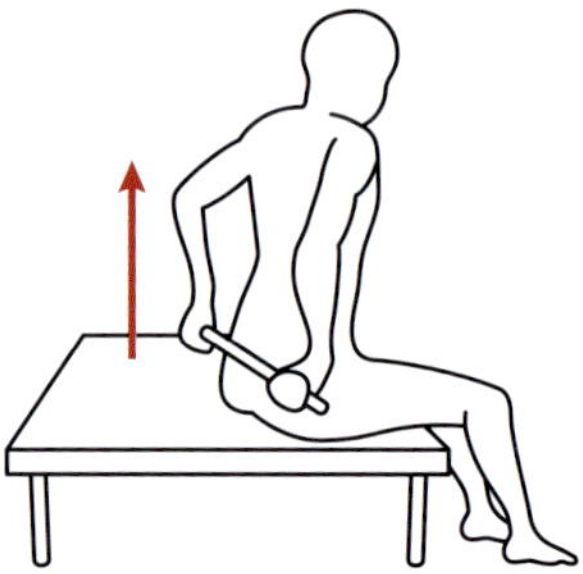

①腰の後ろで、棒を両手でつかみます。息を吸いながら棒を持ち上げ、息を吐きながら下げます。

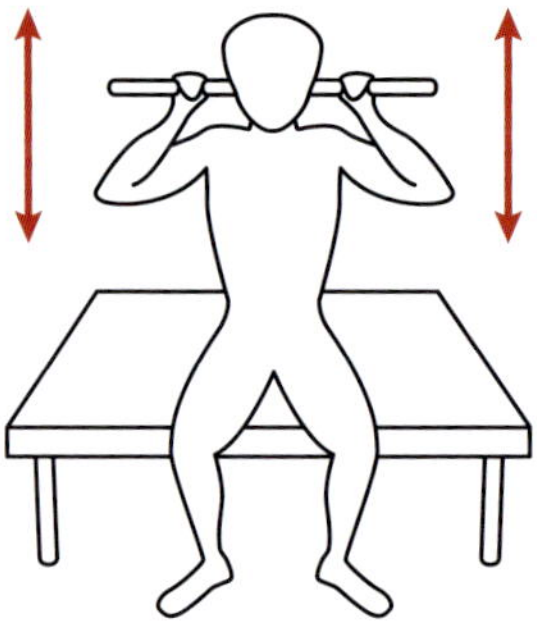

②後頭部で、棒を両手でつかみます。息を吸いながら棒を持ち上げ、息を吐きながら下げます。

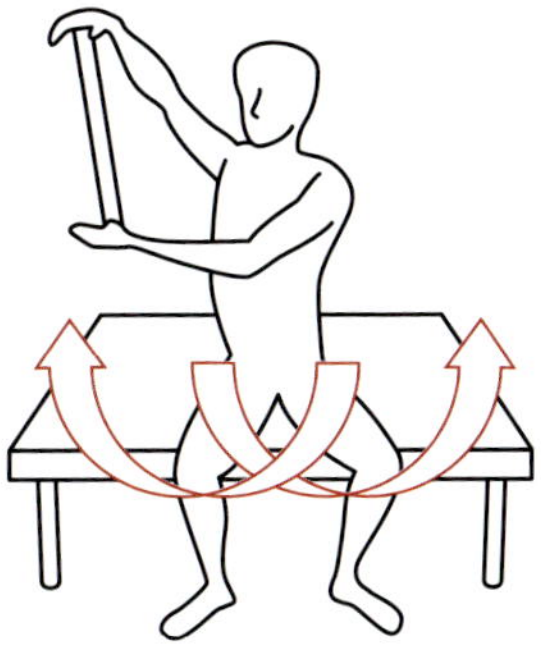

③手のひらで棒を挟みます。そのまま、棒を左右に動かします。

＊背骨の緊張をほぐすストレッチ

腰痛がある人は、仙腸関節（せんちょうかんせつ）を中心にストレッチします。肩こりがある人は頸と肩関節を中心にストレッチします。

ストレッチは15秒以上続けてやると効果的です。ただし、一息に伸ばそうとすると、脳が驚いてストップの信号を出してしまい、十分に伸びません。前半の7秒は控えめに伸ばし、後半の8秒でしっかりと伸ばすようにします。呼吸は絶対に止めないで、自然な呼吸を心がけます。

腰痛に効くストレッチ

①腰背筋群伸張

両足を両手で抱きかかえ、体を丸くします。このとき、腰背部が伸ばされるよう意識しましょう。

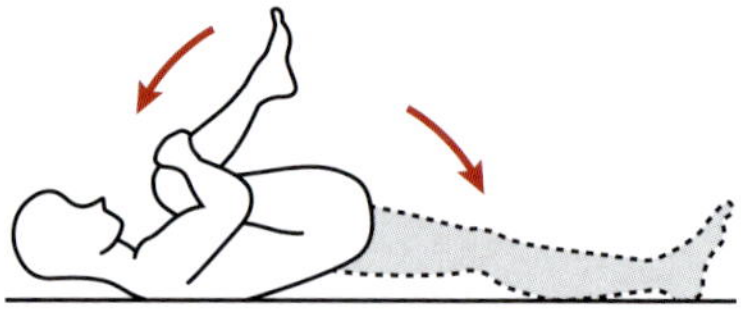

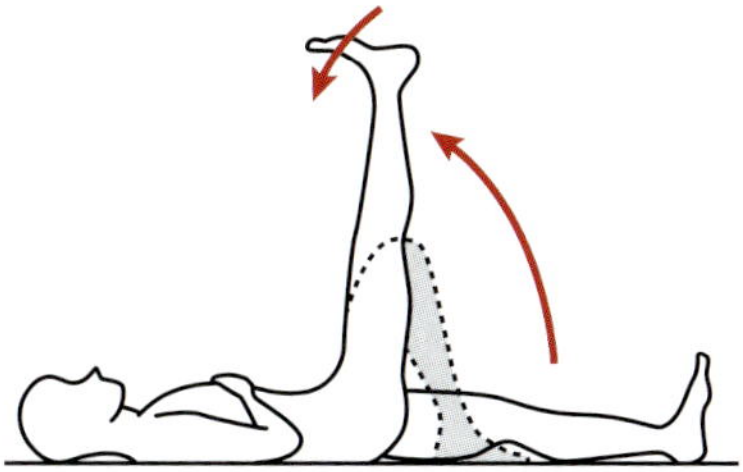

②ハムストリングス伸張

片方の膝を立て、その足を伸ばしていきます。このとき、膝・ももの裏が伸ばされるように意識しましょう。

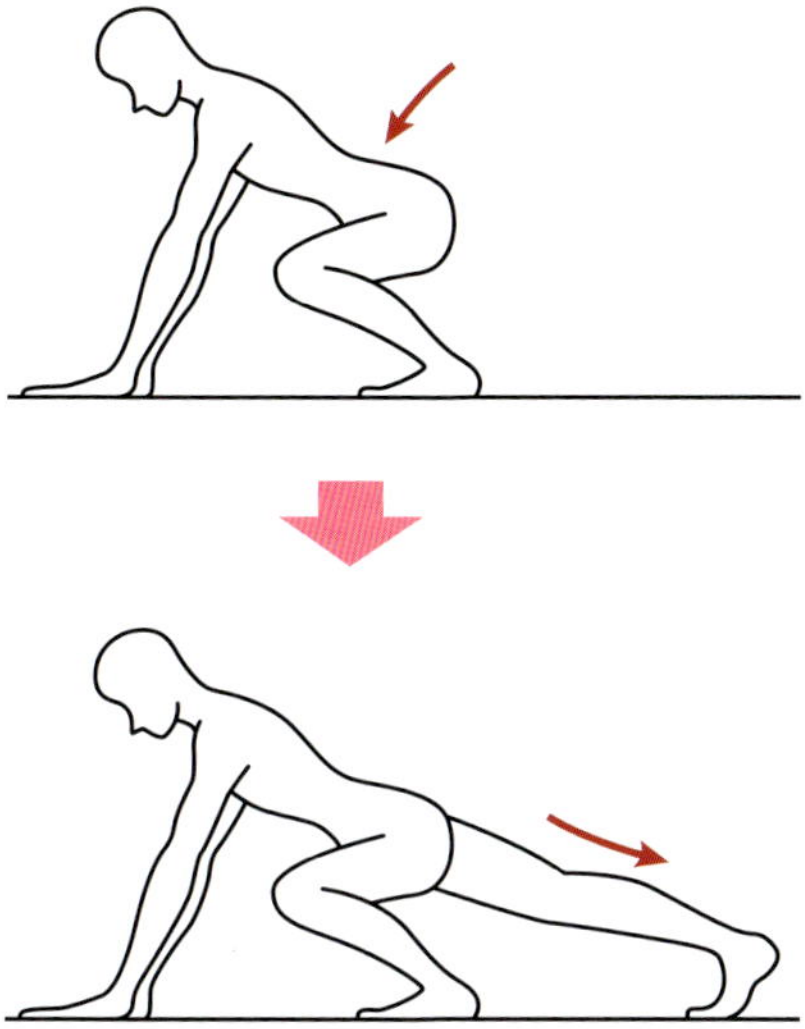

③股関節周囲伸張

立位からしゃがみ、両手を地面に接地させ、片方の足を後ろにゆっくり伸ばしていきます。ゆっくりとおしりを地面に下げていくことで、ももの前面部が伸ばされるよう意識しましょう。

肩こりに効くストレッチ

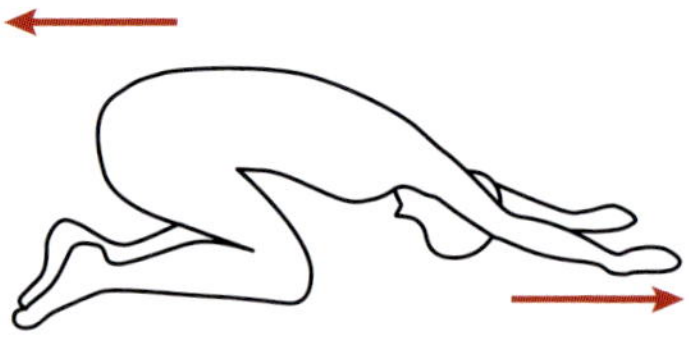

①四つ這いの状態から、両手は前方へ、おしりは後方へ動かしていきます。土下座のような姿勢を作ります。

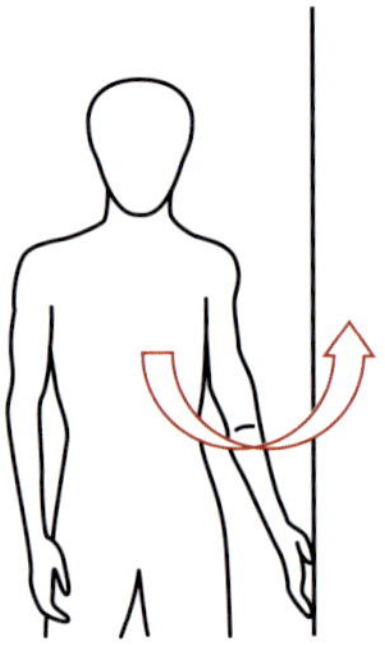

②壁の横に立ち、親指を外側へ向けていき、手のひらを壁にくっつけます。

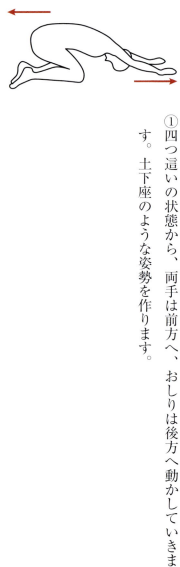

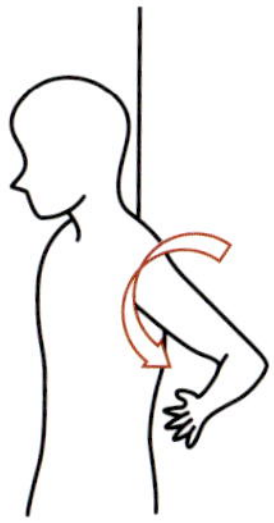

③壁を背にして立ちます。片方の手のひらで、腰の高さの壁を触ります。

コラム

運動療法にもなるスポーツ

本章で紹介した体操やストレッチ以外に、スポーツをやりながら筋肉を鍛えたり関節を柔らかく保ったりすることもできます。代表的な運動としてはウォーキングや水泳があります。外を歩いたり、水の中で泳いだりするのはとても気持ちがよく、ストレス解消の面からも腰痛・肩こり予防に最適と言えます。また、肥満は背骨の病気の大敵ですから、スポーツで体重コントロールできれば、まさに一石三鳥です。

●ウォーキング

ウォーキングは特に下半身の筋肉を使うため、腰痛の予防に効果的です。また、大きく腕を振ることで、肩こり予防に必要な肩の筋肉も鍛えられます。

さらには、下半身の筋肉が緊張と弛緩をくり返すことよってポンプ作用が生まれ、心臓から下にある血液を心臓まで押し上げて戻してくれます。これが「足は第二の心臓」といわれる所以です。

ポンプ作用の結果、全身の毛細血管に新鮮な血液や栄養が行き渡り、腰痛や肩こりの原因である疲労物質の代謝が促進されます。すると、こり固まっていた筋肉の緊張がほぐれ、背骨への負担が軽減します。

●水泳

水に浮かんだ姿勢は浮力が働き、腰にかかる体重を1／10以下にしてくれます。

つまり、背骨に負担をかけずに筋肉を鍛えることができます。

また、水中で動くと手足が重く感じますが、これは水の抵抗が働いているからです。この抵抗を利用すれば、少ない回数でも効率よく筋力を強化できます。さらには、水泳は全身の筋肉を大きく動かす運動なので、血行促進にも効果的です。

腰痛や肩こりには、水中での歩行や、ゆっくりしたスピードでの背泳・クロールが適しています。バタフライや平泳ぎは、かえって腰に負担かかり逆効果になる危険性があるので注意しましょう。

その他の運動療法として、サイクリングやヨガ、ピラティスなどもいいと思います。ポイントは自分が楽しみながら、長く続けられる運動であることです。どれだけ身体によくても苦痛だと続きません。そもそも嫌々やってストレスを溜めたのでは、腰痛や肩こりを悪化させる要因を一つ余計に抱え込むことになってしまいます。

やっていて気持ちのいいスポーツ、またやりたいなと思えるスポーツに出会ったら、その出会いを大切にしてください。

終　章

夢の再生医療

脊髄損傷に光を射す再生医療「幹細胞治療」

背骨の病気や怪我によって脊髄が損傷されると、損傷部より下の運動機能、感覚機能が失われます。これは、脊髄は一度ダメージを受けると再生しないためです。たとえば、指先を切っても皮膚は再生します。肝臓を切っても元の大きさに戻ります。しかし、脳と脊髄は生まれ変わるということをしない組織と言われてきました。

脊髄損傷の患者は日本だけでも、10万人を超えるといわれており、その再生治療が医学界では長い間、課題となってきました。

脊髄はたくさんの神経細胞と神経繊維が集まってできています。一つ一つの神経細胞は、運動や感覚などの刺激を電気的な信号に変えて、神経細胞同士でやりとりします。神経細胞と神経細胞をつなげる電話線の役目をしているのが神経繊維で、これが手足の情報を脳まで伝えたり、脳からの命令を手足に伝えたりする役目を担っています。

脊髄損傷では、この神経細胞や神経繊維が一部で破壊されてしまいます。すると、破壊されたより先には信号が届きませんから、結果として運動や感覚にマヒが出ることになります。

逆にいえば、破壊された神経細胞や神経繊維を蘇らせることができれば、運動や感覚のマヒは解消されるということですが、口で言うのは簡単でも、実際に死んだ神経細胞を蘇らせるのは至難の業です。

ところが、そんな脊髄損傷に再生治療の道を拓く、新時代の治療法が誕生しました。多能性をもつ幹細胞を脊髄に投与する治療「脂肪由来幹細胞治療」です。

以前より、マウスなどを使った動物実験では、脊髄損傷を起こした個体に幹細胞を注入することで障害されていた身体機能が回復することが証明されていました。札幌医科大学の本望教授が指導した実験で、『Brain Research』という権威ある雑誌にも掲載されました。

この治療を人間に応用したのが、「脂肪由来幹細胞治療」です。当院では2016年より臨床治療を開始しました。脳梗塞や外傷などで脳や脊髄に損傷を負ったときこの治療を受けると、身体機能の回復が期待されます。

たとえば、2009年に脳梗塞を発症し、左半身にマヒが残った60代の患者が2016年に幹細胞の投与を受け、2週間の集中的なリハビリテーションを受けたところ、機能障害評価（Fugl-Meyer Assessment※注）において、22ポイント（上肢19ポイント、下肢3ポイント）の改善が認められました。※注…片麻痺患者の身体機能回復を運動機能やバランス、感覚など様々な方面からテストする機能障害の評価方法。上肢下肢あわせて100点満点で、点数が高いほうが回復傾向であることを示す。

具体的にいうと、治療前は歩行は自立され、左上肢を挙げることは可能でしたが、肩の疼痛と自重感により持続的に挙げることは困難な状態でした。また、手指を同時に曲げ伸ばしすることは可能でしたが、指折りは困難でした。

これが治療後は、左上肢の疼痛や自重感が軽減し、上肢の運動機能の改善を認めました。これまで上肢を挙上し維持することは不可能でしたが、可能となった上、指折り動作もできるようになったのです。また、歩行時に手を振ることができるようになったことで、歩行もスムーズになり、下肢運動機能改善と併せ、歩行スピードのアップもみられました。

脳梗塞の発症から6年以上経過した患者が、これほど大幅な機能回復を見せる例はまずありません。

他にも脳梗塞から3年半経過した患者で、介助なしでは杖歩行も困難だった人が、治療後2週間で介助なしで杖歩行ができるようになった例もあります。

＊「脂肪由来幹細胞治療」の流れ

①局所麻酔を行い、腹部に小切開を加え、脂肪を5グラム程採取します。かかる時間は10分程度です。

②脂肪細胞から幹細胞を取り出し、4〜6週間かけて培養して、細胞数を数千万〜1億個前後まで増やします。治療に用いる脂肪由来間葉系幹細胞はガン化のリスクが極めて低い細胞で、安全に利用することができると言われています。

③充分な細胞数に増えたところで、本人の体内に幹細胞を戻します。脳梗塞と脊髄損傷に対しては、点滴による静脈投与を行います（1時間程度）。変形性膝関節症に対しては、関節内に局所投与します（10分程度）。患者自身の細胞なので、拒絶反応などの可能性がなく、安全性が高いと言えます。

④投与後3週間、集中的にリハビリテーションを行います。

＊道内唯一の再生医療実施病院

当院での幹細胞治療では脂肪組織を使います。なぜ脂肪組織が良いかというと、理由は4つあります。1つは、局所麻酔で採取できて、低侵襲であることです。2つめは、組織量が豊富であること。3つめは、骨髄よりも脂肪組織のほうが、間葉系幹細胞が多く存在していること。4つめは、培養が比較的にしやすいことです。

脂肪由来間葉系幹細胞を用いた再生医療は、全国でも限られた医療機関でしか行っていません。北海道では、現在のところ当院（釧路孝仁会記念病院）のみの実施です。これは第二種再生医療提供計画に基づく国の審査が厳しいためです。当院は、全国でも48しか認定されていない「特定認定再生医療等委員会」の認定を厚生労働省から受けています。

「脳梗塞」「脊髄損傷」といった脳神経疾患を対象とした再生治療は、そのほとんどが研究の段階であり、実際の治療として行っている医療機関はごく少数です。

平成26年11月より「再生医療等の安全性確保等に関する法律」いわゆる再生医療新法が試行され、日本ではこの法律に則した再生医療しか行うことができません。

私たちは前述の「特定認定再生医療等委員会」で審査を受け、厚生労働省に受理された脳梗塞、脊髄損傷の再生医療を提供しています。

当院では、幹細胞を培養するための施設を院内に作り、培養の専門家である3名の培養士が徹底管理のもと培養・保管を行っています。

かつては「夢の再生治療」と言われた治療が、今や現実のものとなりました。まだ治療を受けられる病院はごく一部ですが、今後その効果が実証され、広く全国に普及していけば、脳梗塞や脊髄損傷、変形性膝関節症による運動機能障害に悩む患者たちにとって、明るい未来が開けます。当院はその先駆者の一つとして、安全性に配慮しながら、より多くの実績を重ねていきたいと思います。

おわりに　腰痛や肩こりのない元気な明日を！

外科医は立ちっぱなしの手術も多く、神経を張り詰める仕事です。特に脳神経外科医は顕微鏡をのぞき込んでの細かな作業になると思います。いかにも腰痛や肩こりになりそうな仕事です。特に顕微鏡手術で眼を固定すると、頸部や身体に大きな負担が生じます。皆さんもパソコンなどに集中し過ぎると頸や背骨に負担がかかることになるので、ときどき眼を外してストレッチなどするのが良いでしょう。

そんなわけで脳外科医の私は頸と腰、手根管症候群の手術歴があります。最初は頸椎でした。左頸部から左上肢の激しい疼痛で身動きもできない位で、薬物療法でなんとか我慢していましたが、牽引療法でスパッと治ってしまったのです。それから2年間、全く無症状で経過しましたが、その後2年位して再発しました。今度は左上肢を抱え込むようにして動かすこともできませんでした。骨棘が神経を圧迫する頸椎症による神経根症でした。前方固定手術を受けすぐには治りませんでしたが、徐々に軽快し、1年ほどして症状は消失しました。手術した骨も生きているので、リモデリングといって固定されることにより骨棘が吸収され、消失したのです。もう手術を受けて30年を超えます。

私はゴルフが趣味なのですが、ゴルフをするために手術を受けたみたいなものです。患者さまの中にもゴルフができるようになるための手術を受け、クラブチャンピオンになれた方もいます。
また腰は平成14年8月27日　椎間板ヘルニアの手術を行っています。その後椎間板ヘルニアを再発したり、狭窄症になったり、最後は側弯症になり固定術も行っています。私はゴルフが好きなのでゴルフができるように手術に期待していました。幸い今年は十分にゴルフを楽しめそうです。私が腰の手術を行った患者さまの中にも全く平気でゴルフを楽しんでいる人がいます。今後そのような腰の手術を受けた人たちで一度ゴルフを楽しみたいと計画しているところです。

いよいよ最後になりました。ここまでお読みいただいた読者の皆様に感謝を申し上げます。そして、本書を著すにあたりご尽力くださった、みずほ出版新社(株)の羽田直仁さんをはじめ制作スタッフの皆様にも深く御礼を申し上げます。ありがとうございました。
皆様が健康な明日を迎えられますように！

２０１８年5月

医学博士　齋藤孝次

社会医療法人　孝仁会　介護サービス

老人保健施設星が浦
釧路市星が浦大通3-9-35　TEL.0154-55-2800

介護付有料老人ホームはまなす芦野館
釧路市芦野1-27-1　TEL.0154-39-1666

介護付有料老人ホームはまなす睦館
釧路郡釧路町睦2-1-6　TEL.0154-39-0511

グループホームはまなすの家星が浦
釧路市星が浦大通3-9-9　TEL.0154-55-6255

ケアスタジオ住吉
釧路市住吉2丁目3-10　TEL.0154-65-6544

釧路市東部北地域包括支援センター
釧路市鶴ヶ岱1-10-46　TEL.0154-42-0600

星が浦ケアプラン企画センター
釧路市星が浦大通3-9-35　TEL.0154-55-2810

芦野ケアプラン企画センター
釧路郡釧路町睦2-1-5　TEL.0154-37-5050

鶴ヶ岱ケアプラン企画センター
釧路市鶴ヶ岱1-10-46　TEL.0154-42-0700

愛国ケアプラン企画センター
釧路市愛国191-5065　TEL.0154-39-1231

釧路脳神経外科デイケアセンター
釧路市芦野1-27-1　TEL.0154-37-8898

訪問看護ステーションはまなす
釧路市星が浦大通3-9-26　TEL.0154-53-5517

釧路訪問リハビリセンター
釧路市芦野1-27-1　TEL.0154-37-5401

ヘルパーステーションはまなす
釧路市星が浦大通3-9-26　TEL.0154-52-8088

留萌訪問看護ステーション サンタ
留萌市栄町1-5-12　TEL.0164-43-9111

留萌居宅介護支援事業所 サンタ
留萌市栄町1-7-35　TEL.0164-43-9777

グループホームもみの木
留萌市栄町1-5-27　TEL.0164-56-4666

グループホームノエル
留萌市栄町1-5-26　TEL.0164-43-9577

留萌セントラルクリニック通所リハビリテーション
留萌市栄町1-5-26　TEL.0164-43-9555

デイサービスセンター根室
根室市明治町1-2-2　TEL.0153-24-8555

グループホーム根室
根室市明治町1-2-2　TEL.0153-24-8788

訪問看護ステーション根室
根室市明治町1-2-2　TEL.0153-24-8562

居宅介護支援事業所根室
根室市明治町1-2-2　TEL.0153-24-8873

知床らうす通所リハビリセンター
目梨郡羅臼町栄町100番地83
TEL.0153-87-3147

羅臼町地域包括支援センター
目梨郡羅臼町栄町100番地83
TEL.0153-87-5880

北海道大野記念病院訪問看護ステーション
札幌市西区宮の沢2条1丁目11番20号（アイビル13）
TEL 011-666-5150

社会福祉法人　孝仁会

特別養護老人ホームきんれんかの里
釧路市愛国191番5711　TEL.0154-38-8222

特別養護老人ホーム清和国
白糠郡白糠町和天別100-1
TEL.01547-2-3200

特別養護老人ホームえぞりんどうの里
釧路市音別町中園2丁目118番5
TEL01547-9-5011

地域密着型特別養護老人ホーム湿原の里
釧路市愛国191番5746　TEL0154-64-1200

介護付有料老人ホーム悠和館
釧路市愛国191番5747　TEL.0154-64-1311

グループホームななかまどの里
白糖郡白糖町西庶路西1条南3丁目3-10
TEL.01547-6-0150

特別養護老人ホームモエレの里
札幌市東区東雁来11条3丁目2-15
TEL.011-792-1666

札幌市認可保育園ことに保育園
札幌市西区二十四軒4条3丁目4番5号
TEL.011-640-3715

脳神経外科ドクターが教える脊椎脊髄疾患
頸・背中・腰の痛み
～「背骨」の病気の最新診断・治療ガイド～

2018年5月30日　第1版発行

定価はカバーに表示してあります。

著　者　齋藤　孝次
発行者　羽田　直仁
発行所　みずほ出版新社株式会社
〒365-0068　埼玉県鴻巣市愛の町412
電話　048(577)3750
FAX　048(577)3752

発　売　株式会社日興企画
中央区八丁堀4－11－10　第2 SSビル6F
電話　03(6262)8125
FAX　03(6262)8126

印　刷
製　本　藤原印刷株式会社

Printed in Japan

ISBN978-4-88877-928-9 C0095 ¥1400E